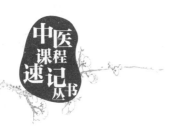

中医课程速记丛书

李兴广　张惠敏　主编

中医基础理论
速记歌诀

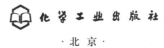

化学工业出版社

·北京·

本书是以全国高等中医药院校规划教材《中医基础理论》为蓝本，采用歌诀形式，概括了该门课程的内容精要，并以注释形式囊括了教学大纲要求掌握的全部内容，言简意赅，便于理解记忆。本书执简驭繁，荟精萃要，朗朗上口，使人乐于习诵，便于记忆。本书可作为中医院校本专科学生的应试助学参考书，对于刚步入临床的初级医师也有很好的借鉴价值。

图书在版编目（CIP）数据

　　中医基础理论速记歌诀/李兴广，张惠敏主编.
北京：化学工业出版社，2016.1（2024.12重印）
　　（中医课程速记丛书）
　　ISBN 978-7-122-25584-6

　　Ⅰ.①中… Ⅱ.①李…②张… Ⅲ.①中医医学基础 Ⅳ.①R22

　　中国版本图书馆 CIP 数据核字（2015）第 259535 号

责任编辑：李少华　　　　　　装帧设计：关　飞
责任校对：宋　玮

出版发行　**化学工业出版社**
　　　　　（北京市东城区青年湖南街 13 号　邮政编码 100011）
印　　刷：北京云浩印刷有限责任公司
装　　订：三河市振勇印装有限公司
710mm×1000mm　1/32　印张 5½　字数 104 千字
2024 年 12 月北京第 1 版第 12 次印刷

购书咨询：010-64518888　　售后服务：010-64518899
网　　址：http://www.cip.com.cn
凡购买本书，如有缺损质量问题，本社销售中心负责调换。

定　　价：18.00 元　　　　　　　　　版权所有　违者必究

编写人员

主　编
李兴广　张惠敏

编写人员
（按姓氏笔画排序）

田鹏飞　李兴广　李秀岭
杨毅玲　张　珊　张惠敏
林　燕　姜秀新

编写说明

　　中医课程速记丛书是以全国高等中医药院校规划教材为蓝本，采用七言或五言歌诀形式编著，概括了中医基础课程的内容精要，并以内容注释形式囊括了教学大纲要求掌握的全部内容。

　　中医基础理论是全国中医院校专业课程体系中的主干课程，是中医中药专业本专科学生毕业考试、全国硕士研究生入学考试和全国执业医师、药师资格考试的必考科目。该门课程内容繁多，难以记忆，如何快速简便地学习记忆该门课程是师生普遍关心的问题。本书按照教材的框架体系将中医基础理论涉及的知识点编成歌诀，执简驭繁，荟精萃要，朗朗上口，使人乐于习诵，便于记忆。读者只需熟读背诵数句简单上口的歌诀，便可以迅速掌握复杂的中医基础理论，本书可作为中医院校本专科学生的应试助学参考书，对于刚步入临床的初级医师也有很好的借鉴价值。

　　由于编者知识和经验的不足，本书难免存在不足和错误，请同行及读者多多批评指正。

编　者
2015 年 10 月

目 录

第七章　发病 / 120

第八章　病机 / 129

第九章　防治原则 / 152

第一章 中医学的哲学基础

> 中医之始本岐黄，哲学基础渊远长。
> 精气学说开本原，运动变化显神机；
> 阴阳学说为纲纪，天地之道此能诠；
> 五行学说分系统，万物比类皆可归。
> 学医需谙此哲学，中医思维方确立；
> 取象比类与演绎，灵活运用技艺精。

中医学的哲学基础：精气学说、阴阳学说、五行学说。

（1）精气学说　是研究精气的内涵及其运动变化规律，并用以阐释宇宙万物的构成本原及其发展变化的一种古代哲学思想，是对中医学影响较大的古代哲学思想之一。

（2）阴阳学说　是研究阴阳的内涵及其运动变化规律，并用以阐释宇宙间万事万物的发生发展和变化的一种古代哲学理论。它是中国古代朴素的对立统一理论，是古人探求宇宙的本原和解释宇宙变化的一种世界观和方法论，属于中国古代唯物论和辩证法范畴。

（3）五行学说　是研究木、火、土、金、水五行的概念、特性、生克制化乘侮规律，并用以阐述万物的发生、发展、变化及相互关系的一种古代哲学思想，属于中国古代唯物论和辩证法范畴。

第一节　精气学说

一、古代哲学精与气的基本概念

> 精气同为物本原，运动不息极细微，
>
> 精源"地水"会有形，气源"云气"常无形。

（1）精的基本概念

① 广义：精是一种充塞宇宙之中的无形而运动不息的极细微物质，是构成宇宙万物的本原。

② 狭义：在某些情况下专指气中的精粹部分，是构成人类的本原。

（2）精源地水　精的概念源于"水地说"，自然界的水即天地之精，万物赖以生长发育之根源。

（3）气的基本概念　气是存在于宇宙之中的不断运动且无形可见的极细微物质，是宇宙万物的共同构成本原。

（4）气源云气　气的概念源于"云气说"，先民将直接观察到的云气，风气，水气，以及呼吸之气加以概括，提炼，抽象出气的一般概念。

二、精气学说的基本内容

> 宇宙本原是精气，有形无形相转化。
>
> 气机气化不停息，万物交感此为媒。

（1）精气学说的基本内容

① 精气是构成宇宙的本原。

② 精气的运动与变化。

③ 精气是天地万物相互联系的中介。

（2）气机　气的运行，其形式多种多样，但主要有升降聚散等几种。

（3）气化　气的运动产生宇宙各种变化过程。凡在气的作用下或参与下，宇宙万物在形态、性能及表现方式上所出现的各种变化，皆是气化的结果。

（4）气化中的"化"与"变"　化是指气的缓和的运动所促成的某种变化，类似于今之"量变"。变是指气的剧烈的运动所促成的显著变化，类似于今之"质变"。

（5）交感介导　精气是天地万物相互联系的中介。

① 维系着天地万物之间的相互联系。

② 是使万物得以相互感应。

第二节　阴阳学说

一、阴阳的概念

> 内静降敛寒为阴，外动升散热为阳，
>
> 万物负阴而抱阳，阴阳之中复阴阳。

（1）阴阳的基本概念　阴阳是中国古代哲学的一对范畴，是对自然界相互关联的某些事物或现象对立双方属性的概括。

（2）事物的阴阳属性　是根据事物或现象不同的运动

趋势，不同的功能属性，不同的空间和时间等，通过互相比较而归纳出来的（见表1-1）。

表 1-1　事物阴阳属性归类

属性	阳	阴
空间(方位)	上外左南天	下内右北地
时间	昼	夜
季节	春夏	秋冬
温度	温热	寒凉
湿度	干燥	湿润
重量	轻	重
性状	清	浊
亮度	明亮	晦暗
事物运动状态	弥散 上升 动 兴奋 亢进	凝聚 下降 静 抑制 衰退

（3）绝对性　若事物的总体属性未变，或比较的对象或层次未变，它的阴阳属性是固定不变的，主要表现在其属阴或属阳的不可变性，即不可反称性。

（4）相对性　若事物的总体属性改变，或比较的对象或层次变了，则它的阴阳属性也随之改变，表现在三个方面：①阴阳属性互相转化；②阴阳之中复有阴阳；③比较对象不同阴阳归属亦不同。

二、阴阳学说的基本内容

阴阳对立又制约，互根互用相依存，
交感互藏生万物，阴阳转化且消长，

自和之中求平衡，偏颇为病甚死亡。

1. 阴阳对立制约

是指属性相反的阴阳双方在一个统一体中的相互斗争、相互制约和相互排斥。

（1）阴阳的相互对立　主要表现在它们之间的相互斗争、相互制约。这种阴与阳之间的对立制约，维持了阴阳之间的动态平衡，因而促进了事物的发生、发展和变化。

（2）如果阴阳之间的对立制约关系失调，动态平衡遭到了破坏，则标志着疾病的产生。

2. 阴阳互根互用

（1）阴阳互根　是指一切事物或现象相互对立着的阴阳两个方面，具有相互依存，互为根本的关系。即阴和阳任何一方都不能脱离另一方而单独存在，每一方都以相对的另一方的存在为自己存在的前提和条件。

（2）阴阳互用　是指阴阳双方具有相互资生、促进和助长的关系。

（3）如果阴和阳之间的互根关系遭到破坏，就会导致"独阴不生，独阳不长"，甚则"阴阳离决"而死亡；如果人体阴阳之间的互根互用关系失常，就会出现"阳损及阴，阴损及阳"的病理变化。

3. 阴阳交感互藏

（1）阴阳交感　是指阴阳二气在运动中相互感应而交合，亦即相互发生作用。阴阳交感是宇宙万物赖以生成和变化的根源。

① 阴阳二气的运动是阴阳交感得以实现的基础。

② 阴阳交感则是阴阳二气在运动中相互感应的一个阶段，是阴阳二气在运动过程中的一种最佳状态。

（2）**阴阳互藏**　是指相互对立的阴阳双方中的任何一方都包含着另一方，即阴中有阳，阳中有阴。

① 是阴阳双方交感合和的动力根源；

② 又是构筑阴阳双方相互依存、相互为用关系的基础和纽带；

③ 阴阳互藏还是阴阳消长与转化的内在根据。

4. 阴阳消长

是指对立互根的阴阳双方不是一成不变的，而是处于不断的增长和消减的变化之中。阴阳双方在彼此消长的运动过程中保持着动态平衡。

（1）**阴阳互为消长**　在阴阳双方彼此对立制约的过程中，阴与阳之间可出现某一方增长而另一方消减，或某一方消减而另一方增长的互为消长的变化。

（2）**阴阳皆消皆长**　在阴阳双方互根互用的过程中，阴与阳之间又会出现某一方增长而另一方也增长，或某一方消减而另一方也消减的皆消皆长的消长变化。

（3）阴阳双方在一定限度内的消长变化，反映了事物之间对立制约和互根互用关系的协调平衡，在自然界可表征气候的正常变化，在人体则表征生命过程的协调有序。

（4）若阴阳的消长变化超越了正常的限度，在自然界表征异常的气候变化，在人体则表征疾病的发生。

5. 阴阳转化

指事物的总体属性，在一定条件下可以向其相反的方向转化，即属阳的事物可以转化为属阴的事物，属阴的事物可以转化为属阳的事物。

（1）阴阳的相互转化，即可以表现为渐变形式，又可以表现为突变形式。

（2）在疾病的发展过程中，阴阳的转化常常表现为在一定条件下，寒证与热证的相互转化。

6. 阴阳自和与平衡

（1）阴阳自和　是指阴阳双方自动维持和自动恢复其协调平衡状态的能力和趋势。对生命体来说，阴阳自和是生命体内的阴阳二气在生理状态下自我协调和在病理状态下自我恢复平衡的能力。

（2）阴阳平衡　是指阴阳双方在相互斗争、相互作用中处于大体均势的状态，即阴阳协调和相对稳定状态。

【小结】　阴阳的对立制约、互根互用、交感互藏、消长转化及自和与平衡，是从不同角度来说明阴阳之间的互相关系及运动规律的，表达了阴阳之间的对立统一关系。

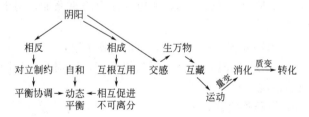

三、阴阳学说在中医学中的应用

形体结构分阴阳，阴平阳秘身体健。

阴阳失衡病乃生，诊断防治依此方。

1. 说明人体的组织结构

人体脏腑经络及形体组织结构的各部分之间无不包含着阴阳的对立统一。

2. 概括人体的生理功能

人体的各种生理活动及生命活动基本形式都靠阴阳二气的推动控制协调平衡。

3. 阐述人体的病理变化

（1）分析病因的阴阳属性。

（2）分析病理变化的基本规律

① 阴阳偏盛：即阴偏盛、阳偏盛，是属于阴或阳任何一方高于正常水平的病理状态。阴阳偏盛所形成的病证是实证且阳胜则热、阴胜则寒，所以阳偏盛导致实热证，阴偏盛导致实寒证。

② 阴阳偏衰：即阴虚、阳虚，是属于阴或阳任意一方低于正常水平的病理状态。阴阳偏衰所形成的病证是虚证且阳虚则寒、阴虚则热，所以阳虚出现虚寒证，阴虚出现虚热证。

③ 阴阳互损：由于阴阳之间互根互用，所以在阴阳偏衰到一定程度时，就会出现阴损及阳、阳损及阴的阴阳互损的情况。

4. 指导疾病的诊断

（1）分析四诊资料　即将望闻问切四诊所收集的各种资料，包括即时的症状和体征，以阴阳理论辨析其阴阳属性。

（2）概括疾病证候　在临床辨证中，阴阳学说用阴阳来概括分析错综复杂的各种证候。只有分清阴阳，才能抓住疾病的本质，做到执简驭繁。

5. 指导疾病的防治

（1）指导养生　注重养生最根本的原则就是"法于阴阳"，即遵循自然界阴阳的变化规律来调理人体之阴阳，使人体中的阴阳与四时阴阳的变化相适应，以保持人与自然界协调统一。

（2）确定治疗原则

① 阴阳偏盛：实则泻之，即损其有余。

② 阴阳偏衰：虚则补之，即补其不足。

③ 阴阳互损：阴阳双补。

（3）分析和归纳药物的性能　药物的性能，一般地说，主要靠它的气、味和升降浮沉来决定，而药物的这些性质又皆可以用阴阳来归纳说明，以指导用药。

第三节　五行学说

一、五行的概念

> 五行木火土金水，人与自然皆归类，
>
> 木曰曲直火炎上，金曰从革润下水，
>
> 土载万物爰稼穑，取象比类依性配。

1. 五行

（1）五　指由宇宙本原之气分化的构成宇宙万物的木火土金水五种基本物质。

（2）行　五种基本物质的运动变化。

2. 五行特性

（1）木曰曲直　"曲"，屈也；"直"，伸也。曲直，是指树木的枝条具有生长、柔和，能屈又能伸的特性，引申为凡具有生长、升发、条达、舒畅等性质或作用的事物和现象，归属于木。

（2）火曰炎上　"炎"，是焚烧、炎热、光明之义；"上"，是上升。炎上，是指火具有炎热、上升、光明的特性。引申为凡具有温热、上升、光明等性质或作用的事物和现象，归属于火。

（3）土爱稼穑　"爱"，通"曰"；"稼"，即种植谷物；"穑"，即收获谷物。稼穑，泛指人类种植和收获谷物的农事活动。引申为凡具有生化、承载、受纳等性质或作用的事物和现象，归属于土。故有"土载四行"、"万物土中生"、"万物土中灭"和"土为万物之母"说。

（4）金曰从革　"从"，顺也；"革"，即变革。是指金有刚柔相济之性，金之质地虽刚硬，可作兵器以杀戮，但有随人意而更改的柔和之性。引申为凡具有沉降、肃杀、收敛等性质或作用的事物和现象，归属于金。

（5）水曰润下　"水曰润下"，润，即滋润、濡润；"下"即向下、下行。润下，是指水具有滋润、下行的特性。引申为凡具有滋润、下行、寒凉、闭藏等性质或作用的事物和现象，归属于水。

3. 事物与现象的五行归类

五行学说以五行特性为依据，运用取象比类和推演络绎的方法，将自然界千姿百态，千变万化的各种事物和现象分别归属于木火土金水五大类，而每一类事物和现象之间都有着相同的或相似的特定属性，彼此构成了一定的联系（见表 1-2）。

表 1-2　事物属性的五行归类

自然界							五行	人体					
五音	五味	五色	五化	五气	五方	五季		五脏	五腑	五官	形体	情志	五声	变动
角	酸	青	生	风	东	春	木	肝	胆	目	筋	怒	呼	握
徵	苦	赤	长	暑	南	夏	火	心	小肠	舌	脉	喜	笑	忧
宫	甘	黄	化	湿	中	长夏	土	脾	胃	口	肉	思	歌	哕
商	辛	白	收	燥	西	秋	金	肺	大肠	鼻	皮	悲	哭	咳
羽	咸	黑	藏	寒	北	冬	水	肾	膀胱	耳	骨	恐	呻	栗

二、五行学说的基本内容

五行相生又相克，制化胜复求平衡，

太过不及致乘侮，母子相及病由生。

1. 五行学说的基本内容

五行相生，五行相克，五行制化，五行胜复，五行相乘，五行相侮，母子相及。

2. 五行相生与相克

（1）五行相生　木、火、土、金、水之间存在着有序的递相资生、助长和促进的关系。

①五行相生的次序：木生火，火生土，土生金，金生水，水生木。

② 生我者为母，我生者为子。

（2）五行相克　木、火、土、金、水之间存在着有序的递相克制，制约的关系。

① 五行相克的次序：木克土，火克金，土克水，金克木，水克火。

② 克我者为所不胜，我克者为所胜。

3. 五行制化与胜复

（1）五行制化　五行之间既相互资生，又相互制约，维持平衡协调，推动事物间稳定有序的变化与发展。

① 五行制化的规律：五行中一行亢盛时，必然随之有制约，以防止亢而有害。即在相生中有克制，在克制中求发展。如：木生火，火生土，而木又克土。

② 属五行相生与相克的自我调节。

（2）五行胜复　五行中一行亢盛（胜气），则引起其所不胜（复气）的报复性制约，从而使五行之间复归于协调和稳定。

① 五行制化的规律："有胜则复"，五行中一行亢盛（包括相对和绝对亢盛），则按相克次序克制，引起其所不胜（复气）旺盛以制约该行的亢盛，使之复归于常。如木行亢盛：木旺克土引起土衰，土衰则制水不及而致水盛，水盛克火而致火衰，火衰则制金不及而致金旺，金旺则克木，使木行亢盛得以平复（木行偏亢—胜气；金行旺盛—复气）。

② "子复母仇"：复气之母受胜气所害，复气制约胜气，为母报仇。

4. 五行相乘与相侮

（1）五行相乘　五行中一行对其所胜的过度制约或克制，又称"倍克"。

① 五行相乘的次序：木乘土，火乘金，土乘水，金乘木，水乘火。

② 虽然次序上同相克，但两者本质不同：相克是正常情况下五行之间的制约关系（生理），相乘则是五行之间的异常制约关系（病理）。

③ 太过：五行中某一行过于亢盛，对其所胜之行进行超过正常限度的克制，引起其所胜之行的虚弱，从而导致五行之间的协调关系失常。如"木旺乘土"。

④ 不及：五行中某一行过于虚弱，难以抵御其所不胜之行正常限度的克制，使其本身更虚弱。如"土虚木乘"。

（2）五行相侮　五行中一行对其所不胜的反向制约和克制。又称"反克"。

① 五行相侮的次序：木侮金，金侮火，火侮水，水侮土，土侮木。

② 太过：五行中的某一行过于强盛，使原来克制它的一行不仅不能克制它，反而受到它的反向克制。如"木亢侮金"。

③ 不及：五行中的某一行过于虚弱，不仅不能制约其所胜的一行，反而受到其所胜行的"反克"。如"木虚土侮"。

（3）相乘与相侮的关系

① 联系：它们都是不正常的相克且可同时发生。

② 区别：次序不同，相乘是相克关系，而相侮是与相克相反。

③ "气有余，则制己所胜而侮所不胜；其不及，则己所不胜，侮而乘之，己所胜，轻而侮之。"《素问·五运行大论》

5. 五行的母子相及

包括母病及子和子病及母两种情况，皆属于五行之间相生关系异常的变化。

（1）母病及子

① 五行中某一行异常，累及其子行，导致母子两行皆异常。

② 母病及子的一般规律：母行虚弱，引起子行亦不足，终致母子两行皆不足。

（2）子病及母

① 五行中某一行异常，累及其母行，导致母子两行皆异常。

② 子病及母的一般规律：a. 子行亢盛，引起母行亦亢盛，结果是母子两行皆亢盛。b. 子行虚弱，上累母行，引起母行亦不足，终致母子两行皆不足。c. 子行亢盛，损伤母行，以致子盛母衰，一般称"子盗母气"。

三、五行学说在中医学中的应用

五脏系统相联系，相生相克互传变，

病位病情确诊断，指导治疗是关键。

1. 说明五脏的生理功能及其相互关系

（1）说明五脏的生理特点　五行学说将人体的五脏分别归属于五行，并以五行的特性来说明五脏的生理功能。

（2）构建天人一体的五脏系统　五行学说还以五脏为中心，推演络绎整个人体的各种组织结构与功能，将人体的形体、官窍、精神、情志等分归于五脏，构建以五脏为中心的生理病理系统。

（3）说明五脏之间的生理联系　五行学说还运用五行生克制化理论来说明脏腑生理功能的内在联系，即五脏之间存在着既相互资生又相互制约的关系。

2. 说明五脏病变的相互影响

（1）相生关系的传变

① 母病及子：母脏之病传及子脏，多见母脏不足累及子脏亏虚的母子两脏皆虚的病证。

② 子病及母：疾病从子脏传及母脏，发病既有子脏虚引起母脏也虚的虚证，又有子脏盛导致母脏也盛的实证，还有子脏盛导致母脏虚的虚实夹杂的病变，即所谓"子盗母气"。

（2）相克关系的传变

① 相乘：相克太过致病。既有某脏过盛而致其所胜之脏受到过分克伐；又有某脏过弱，不能耐受其所不胜之脏的正常克制，从而出现相对克伐太过。

② 相侮：反向克制致病。太过相侮指由于某脏过于亢盛，导致其所不胜无力克制而反被克的病理现象；不及相侮指由于某脏虚损，导致其所不胜之脏出现反克的病理

现象。

3. 指导疾病的诊断

（1）确定五脏病变部位　五行学说以事物五行属性归类和生克乘侮规律确定五脏病变的部位，包括以本脏所主之色、味、脉来诊断本脏之病和以他脏所主之色、味、脉来确定五脏相兼病变。

（2）推断病情的轻重顺逆　五行学说将色诊和脉诊结合起来根据五色之间的生克关系来推测病情的轻重顺逆。

4. 指导疾病的治疗

（1）指导脏腑用药　药物的五色、五味与五脏的关系是以天然色味为基础，以其不同性能与归经为依据，按照五行归属来确定的，临床用药还应结合四气和升降沉浮等理论综合分析，辨证应用。

（2）控制疾病的传变　根据五行生克乘侮理论，一脏有病，可以传及其他四脏而发生传变。"盛则传，虚则受"是五脏疾病传变的基本规律。

（3）确定治则治法

① 依据五行相生规律确定治则和治法。

a. 基本治则：补母和泻子，即"虚则补其母，实则泻其子"。

滋水涵木法—滋肾阴以养肝阴。

b. 常用治法：益火补土法—温肾阳以补土阳。

培土生金法—健脾生气以补益肺气。

金水相生法—滋养肺肾之阴。

② 依据五行相克规律确定治则和治法。

a. 基本治则：抑强和扶弱。抑强适用于相克太过；扶弱适用于相克不及。

b. 常用治法
- 抑木扶土法—疏肝健脾或平肝和胃以治疗肝脾不和或肝气犯胃病证
- 培土治水法—健脾利水以治疗水湿停聚病证
- 左金平木法—滋肺阴清肝火以治疗肝火犯肺病证
- 泻南补北法—泻心火补肾水以治疗心肾不交病证

（4）指导针灸取穴　针灸学中，将手足十二经近手足末端的井、荥、输、经、合"五输穴"，分别配属于木、火、土、金、水五行，根据五行生克规律进行选穴治疗。

（5）指导情志疾病的治疗　临床上用"以情胜情"达到治疗目的："怒伤肝，悲胜怒；喜伤心，恐胜喜；思伤脾，怒胜思；忧伤肺，喜胜忧；恐伤肾，思胜恐"。

第四节　中医学思维方法的特点

中医思维重整体，宏观观察研究全。
中和类比思维广，强调功能出真知。

1. 重视宏观观察

（1）总体地动态地观察和把握人体的生命活动规律。

（2）客观存在的自然界和人类都是由有形可见的万事万物和无形可见的"气"构成的，而有形可见的万事万物，都是无形的"气"派生出来的。

2. 重视整体研究

（1）中医学的整体观包括人体本身的统一性和人与自然环境的统一性。

（2）在研究方法和思路上，中医学往往是采用由整体到局部的考察方法。

3. 擅长哲学思维

（1）中和思维　思维方式求之以平衡、和谐的事物的理想状态。

（2）类比思想　根据两个对象之间在某些方面的相似或相同而推出它们在其他的方面也可能相似或相同的一种逻辑方法。

4. 强调功能联系

（1）中医通过对脏腑功能活动表现于外的"征象"进行整体观察而形成了藏象理论。

（2）在对复杂生命活动的解释方面，中医学也主要是采用功能联系的思维来认识的。

第二章　精气血津液神

精气血津液，相合化人身。

身为神主宰，外显亦为神。

（1）精气血津液　是人体脏腑经络，形体官窍进行生理活动的物质基础，是构成人体和维持人体生命活动的基本物质。而这些物质的生成及其在体内的代谢，又都依赖脏腑、经络、形体、官窍的正常生理活动才能得以进行。

（2）神是人体生命活动的主宰及其外在总体表现的统称。神的产生以精、气、血、津液作为物质基础，是脏腑精气运动变化和相互作用的结果。神不仅是脏腑生理功能的综合反映，而且对脏腑精气及其生理活动有着主宰和调节作用。

第一节　精

一、人体之精的基本概念

先天之精禀父母，后天之精源水谷。

精乃生命之本原，有形藏于脏腑中。

1. 精

精是由禀受于父母的生命物质与后天水谷精微相融合而形成的一种精华物质，是人体生命的本原，是构成人体和维持人体生命活动的最基本物质。

（1）狭义之精（中医学中精的本始含义）　指具有繁衍后代作用的生殖之精。

（2）广义之精　人体之内一切液态精华物质，如人体之内的血、津液、先天之精、水谷之精、生殖之精、脏腑之精等。

2. 精与气的关系

（1）精有形，是气的化生本原，藏寓于脏腑之中，主静而属阴。

（2）气无形，由精化生，运行于全身上下内外，主动而属阳。

二、人体之精的代谢

> 先后天精相融合，互促互助精乃充，
> 濡养化气调机能，精分藏于脏腑中，
> 生殖之精贮肾中，有度排泄育生命。

1. 精的生成

（1）先天之精　禀受于父母，是构成胚胎的原始物质。

（2）后天之精　来源于水谷，又称"水谷之精"。

（3）人体之精是以先天之精为本，并得到后天之精的不断充养而生成。先后天之精相互促进，相互辅助，人体之精才能充盛。

2. 精的贮藏 人体之精分藏于脏腑，但主要藏于肾中。

3. 精的施泄

（1）分藏于全身各个脏腑之中，濡养脏腑，并化气以推动和调控各个脏腑的功能。

（2）化为生殖之精而有度的排泄以繁衍生命，其施泄有度与肾气封藏、肝气疏泄以及脾气的运化作用密切相关。

三、人体之精的功能

> 精主闭藏而静谧，繁衍生命充肾精。
>
> 濡养脏腑润官窍，化生气血保神康。

精主闭藏而静谧于内，与气之运行不息而相较，其性属阴。精除了具有繁衍生命的重要作用外，还有濡养、化血、化气、化神等功能。

（1）**繁衍生命** 由先天之精与后天之精合化而生成的生殖之精，具有繁衍生命的作用。先、后天之精的相辅相成使肾精逐渐充实，肾精不仅产生生殖之精这种物质，而且化生肾气以促进生殖。因此，精是生命的本原。

（2）**濡养** 精能滋润濡养人体各脏腑形体官窍。

① 先天之精与后天之精充盛，则脏腑之精充盈，肾精也充盛，因而全身脏腑组织官窍得到精的充养，各种生理功能得以正常发挥。

② 若先天禀赋不足，或后天之精化生有碍，则脏腑之精亏虚，失去濡养作用，脏腑组织官窍得不到精的濡养

和支持，则其功能不能正常发挥，甚至衰败。

（3）化血　"精足则血旺，精亏则血虚。"

① 精可以转化为血，是血液生成的来源之一。

② 精作为精微的生命物质，既可单独存在于脏腑组织中，也可不断地融合于血液中。

（4）化气　精可以化生为气。先天之精可以化生先天之气，水谷之精可以化生谷气，再加上肺吸入的自然界清气，综合而成一身之气。

① 脏腑之精充盈，则化气充足，机体生命活动旺盛，身体健康，生殖功能正常，抗御外邪，祛病延年。

② 若脏腑之精亏虚，则化气不足，机体正气虚衰，抗病和生殖能力下降，对整个生命活动极为不利。

（5）化神　精能化神，精是神化生的物质基础。

① 只有积精，才能全神，这是生命存在的根本保证。

② 反之，精亏则神疲，精亡则神散，生命休矣。

四、人体之精的分类

生命来源先后天，肾启生殖水谷添，

脏腑之精调功能，来源功能分布明。

（1）从生命来源分类——先天之精和后天之精。

（2）特殊功能之繁衍生命——生殖之精　源于肾精，在天癸的促发下由肾藏的先天之精在水谷之精的资助充养下合化而成，起着繁衍后代的作用。

（3）分布部位——脏腑之精　脏腑所藏的具有濡养、滋润和支撑本脏腑及其所属的形体、官窍等作用的液态精华物质。肾精主要是先天之精，但需要后天之精的不断充养；其他脏腑之精的成分主要是后天水谷之精，但也含有先天之精。

第二节　气

一、人体之气的基本概念

> 运动不息精微物，气系生命停即熄，
> 先后之精生化矣，根肾主肺源胃脾。

（1）气是人体内活力很强运行不息的极精微物质，是构成人体生命活动的基本物质之一。

（2）气运行不息，推动和调控着人体内的新陈代谢，维系着人体的生命进程。

（3）气的运动停止意味着生命的终止。

（4）人体之气分为阴气和阳气两部分。

① 阴气是气中具有寒凉、抑制特性的部分；

② 阳气是气中具有温热、兴奋特征的部分；

③ 气中的阴阳两部分对立互根，协调共济，则冲和畅达，推动和调控机体的生命进程。

二、气的生成

1. 生成之源

（1）先天之气——元气　来源于父母的生殖之精结合成胚胎，受之于父母的先天之精化生先天之气，成为人体之气的根本。

（2）后天之气

① 水谷之气：来源于饮食物的水谷精微，被人体吸收后化生水谷之气，布散全身后，成为人体之气的主要部分。

② 清气：来源于自然界的清气需要依靠肺的呼吸和肾的纳气功能吸入体内，其参与气的合成，且不断吐故纳新，促进人体代谢活动，因而是生成人体之气的重要来源，清气随呼吸运动源源进入体内，不可间断。

2. 相关脏腑功能

（1）肾为生气之根　肾藏先天之精，并受后天之精的充养。

（2）脾胃为生气之源　脾主运化，胃主受纳，共同完成对饮食水谷的消化和水谷精微的吸收。水谷之精及其化生的血与津液，皆可化气，统称为水谷之气，布散全身脏腑经脉，成为人体之气的主要来源。

（3）肺为生气之主　肺主气，主司宗气的形成。

① 肺主呼吸之气，通过吸清呼浊的呼吸功能，将自然界的清气源源不断地吸入人体，同时呼出浊气，保证了体内之气的生成及代谢。

② 肺将吸入的清气与脾气上输水谷精微所化生的水谷之气二者结合起来，生成宗气。

三、人体之气的运动与气化

1. 气的运动

升降出入气之动，气机调畅勿用医，

滞逆陷脱闭不畅，气机失调病乃生。

（1）气机的概念　气的运动，人体之气是不断运动着的活力很强的极细微物质，它流行全身，内至五脏六腑，外达筋骨皮毛，发挥其生理功能，推动和激发人体的各种生理活动。

（2）气运动的基本形式　升、降、出、入四种。

（3）气机条畅的条件

① 气必须有畅通无阻的运动。

② 气的升降出入运动之间必须平衡协调。

（4）气运动的意义

① 人体整个生命活动都离不开气的升降出入运动。

② 人与自然环境之间的联系和适应，也离不开气的升降出入运动。

（5）脏腑之气的运动规律　升已而降，降已而升，升中有降，降中有升的特点和对立统一的协调平衡。

（6）气运动失常的表现形式　当气的运动出现异常变化，升降出入之间失去协调平衡时，即称为"气机失调"。

① 气机不畅：气的运动受阻而不畅通。

② 气滞：受阻较甚，局部阻滞不通。

③ 气逆：气的上升太过或下降不及。

④ 气陷：气的上升不及或下降太过。

⑤ 气脱：气的外出太过不能内守。

⑥ 气闭：气不能外达而郁结闭塞于内。

2. 气化

气机结果为气化，物能代谢及转化，

机寓化中永依存，升降出入化之根。

（1）气化　气的运动而产生的各种变化即精气血津液等物质与能量的新陈代谢过程。

（2）气化的形式　体内精气血津液各自的代谢及其相互转化。

（3）气机与气化的关系

① 气的运动及其所维系的气化过程永恒存在。

② 气的运动是产生气化过程的根本。

③ 气的升降出入运动以及气的阴阳双方之间相互作用，是气化过程发生和赖以进行的前提与条件。

④ 气化过程中寓有气的升降出入运动。

四、人体之气的功能

人之有生赖此气，阳气推动阴调控，

阳温阴凉保平衡，防御固摄中联通。

1. 推动与调控作用

（1）气的推动作用　是指阳气的激发、兴奋、促进等作用。

① 激发和促进人体生长发育及生殖功能。

② 激发和促进各脏腑经络的生理功能。

③ 激发和促进精血津液的生成及运行输布。

④ 激发和兴奋精神活动。

（2）气的调摄作用　是指阴气的减缓、抑制、宁静等作用。

① 抑制和减缓人体的生长发育及生殖功能。

② 抑制和宁静各脏腑经络的生理功能。

③ 抑制和减缓精血津液的生成及运行输布。

④ 抑制和宁静精神活动。

2. 温煦与凉润作用

(1) 气的温煦作用　是指阳气的促进产热，消除寒冷，使人体温暖的作用。

① 温煦机体，维持相对恒定的体温。

② 温煦各脏腑、经络、行体、官窍，助其进行正常的生理活动。

③ 温煦精血津液，助其正常施泄、循行、输布。

(2) 气的凉润作用　是指阴气的抑制产热，消除热量，使人体寒凉的作用。

① 凉润机体，维持相对恒定的体温。

② 凉润各脏腑、经络、形体、官窍，防其生理功能过亢。

③ 凉润精血津液，防其过度代谢和运行失常。

3. 防御作用

气的防御作用，是指气既能护卫肌表，防御外邪入侵，同时也可以祛除侵入人体的病邪。气的防御功能决定着疾病的发生、发展和转归。

4. 固摄作用

气的固摄作用，是指气对于体内血、津液、精等液态物质的固护、统摄和控制作用，从而防止这些物质无故流失，保证它们在体内发挥正常的生理功能。

① 统摄血液，使其在脉中正常运行，防止其溢出脉外。

② 固摄汗液、尿液、唾液、胃液、肠液，控制其分泌量、排泄量，使之有度而规律地排泄，防止其过多排出及无故流失。

③ 固摄精液，防止其妄加排泄。

5. 中介作用

气的中介作用，人体内部各个脏腑组织器官都是相对独立的，但是在它们之间充满着气这一物质。气充斥于人体各个脏腑组织器官之间，成为它们相互之间联系的中介。

五、人体之气的分类

一身之气分多种，元气乃为气之根。

营行脉中卫保外，宗包谷清结胸中。

运于一处化一方，脏腑经络皆有功。

一身之气
├ 来源不同
│ ├ 元气—先天之精生化之气
│ └ 宗气
│   ├ 水谷之精生化之气
│   └ 吸入的自然界清气
└ 部位不同
  ├ 营气—行于脉中
  ├ 卫气—行于脉外
  ├ 宗气—谷气与自然清气结于胸中
  └ 脏腑之气，经络之气—分布到某一脏腑或某一经络

1. 一身之气

一身之气构成人体各脏腑组织，并运行于全身的极细微物质。

2. 元气

元气即先天之气，是人体最根本、最重要的气，是人体生命活动的原动力。

（1）生成　主要由肾藏的先天之精所化生。

（2）分布　通过三焦而流行全身，内至五脏六腑，外至肌肤腠理。

（3）生理功能

① 推动和调节人体的生长发育和生殖功能。

② 推动和调控各脏腑、经络、形体、官窍的生理活动。

3. 宗气

宗气是由谷气与自然界清气相结合而积聚于胸中的气，属后天之气的范围。

（1）生成

① 脾胃运化的水谷之精所化生的水谷之气。

② 肺从自然界中吸入的清气。

（2）分布　聚于胸中，通过上出息道，灌注心脉及沿三焦下行的方式布散全身。

（3）生理功能

① 呼吸—宗气上走息道，推动肺的呼吸。

② 行血气—宗气贯注于心脉之中，促进心脏推动血液运行。

③ 资先天—宗气作为后天生长之气，对先天元气有重要的资助作用。

4. 营气

营气是行于脉中而具有营养作用的气。

（1）生成　来源于脾胃运化的水谷精微。水谷之精化为水谷之气，其中精华部分所化生的部分为营气。

（2）分布　入脉运行于全身。

（3）生理功能

① 生化血液—营气注于脉中，化为血液。

② 营养全身—营气循血脉流注于全身，五脏六腑、四肢百骸都得到营气的滋养。

5. 卫气

卫气是行于脉外而具有保卫作用的气。

（1）生成　来源于脾胃运化的水谷精微。水谷之精化为水谷之气，其中剽悍滑利部分化生为卫气。

（2）分布　运行于脉外，不受脉道约束，外至皮肤肌腠，内至胸腹脏腑，布散全身。

（3）生理功能

① 防御外邪—卫气达肌表，起保护作用。

② 温养全身—可维持人体体温的恒定。

③ 调控腠理—卫气能调控腠理开阖，促使汗液有节制地排泄。

6. 脏腑之气、经络之气

一身之气分布到某一脏腑或某一经络，即为某一脏腑或某一经络之气。

第三节 血

一、血的基本概念

> 血为营养液态物，留于脉中布全身。
> 离经之血溢脉外，停滞为瘀病由生。

（1）血是循行于脉中而富有营养的红色液态物质，是构成人体和维持人体生命活动的基本物质之一。

（2）血府 为脉，是血液运行的管道，血液在脉中循行于全身。

（3）离经之血 因外伤等原因，血液不在脉中运行而溢出脉外，则形成出血。

（4）瘀血

① 因某种原因，血液在脉中运行迟缓涩滞，停积不行。

② 离经之血若不能及时排出或消散，则变为瘀血。

二、血的生成

> 水谷肾精化血液，肺朝百脉心行之。

1. 化生之源

生成血液的基本物质是水谷之精，水谷之精又化生营气和津液，构成血液的主要成分，肾精也是化生血液的基本物质，肾精可以化为肝血以充实血液。

2. 相关脏腑功能

（1）脾胃 营气和津液是血液化生的主要物质基础，

而营气和津液都是由脾胃运化转输饮食水谷精微所产生的。因此，脾胃为血液生化之源。

（2）心肺　脾胃运化水谷精微所化生的营气和津液，由脾向上升输于心肺，与肺吸入的清气相结合，贯注心脉，在心气的作用下变化而成为红色血液。

（3）肾　肾藏精，精生髓，精髓是化生血液的基本物质之一。

三、血的运行及功能

> 影响血运有四因，气血脉道及病邪，
> 肺朝百脉心主血，肝以疏泄脾统血，
> 濡养脏腑筋骨皮，血脉和利精神俱。

1. 影响血液运行的因素

① 气的推动与固摄作用，温煦与凉润作用之间的协调平衡。

② 脉道的完好无损与通畅无阻。

③ 血液的质量，包括清浊及黏稠状态。

④ 病邪的影响。

2. 相关脏腑功能

① 心主血脉，心气推动血液在脉中运行全身。

② 肺朝百脉，主治节，辅助心脏主管全身血脉。

③ 肝主疏泄，调畅气机，保证血行通畅；肝还能贮藏血液和调节血量。

④ 脾主统血，控摄血液在脉中运行，防止血溢脉外。

3. 血的功能

（1）濡养　血在脉中循行，内至五脏六腑，外达皮肉筋骨，不断地对全身各脏腑组织器官起着濡养和滋润作用，以维持各脏腑组织器官发挥生理功能，保证了人体生命活动的正常进行。

（2）化神　血是机体精神活动的主要物质基础。"血脉和利，精神乃居。"

第四节　津　液

一、津液的基本概念

> 人体之水津与液，同属一物可并称，
>
> 津稀滋润散肌表，液稠濡养注脏腑。

① 津液是机体一切正常水液的总称，包括各脏腑形体官窍的内在液体及其正常的分泌物，是构成人体和维持生命活动的基本物质之一。

② 津：质地较清稀，流动性较大，布散于体表皮肤、肌肉和孔窍，并能渗入血脉之内，起滋润作用。

③ 液：质地较浓稠，流动性较小，灌注于骨节、脏腑、脑、髓等，起濡养作用。

④ 二者同属同一类物质，且可以互补转化，故常并称。

二、津液的代谢

> 津液源于水谷化，脾肺肝肾三焦布，
>
> 脾气散精布津液，肺气宣降调水道，

肾主生清浊为尿，肝调气机水亦畅，

三焦通畅津液调，浊为汗尿与粪便。

1. 津液的生成

来源于饮食水谷，通过脾胃的运化及有关脏腑的生理功能而生成。

2. 津液的输布

诸多脏腑相互协调密切配合而完成的，其中尤以脾肺肾三脏的综合调节为首要。

（1）脾　脾气散精。

① 脾气将津液上输于肺，通过肺宣发肃降布散全身。

② 脾气将津液直接向四周布散至全身各脏腑。

（2）肺　肺主行水。

① 肺气宣发，将津液向身体外周体表和上部布散。

② 肺气肃降，将津液向身体下部和内部脏腑输布并将脏腑代谢后产生的浊液向肾或膀胱输送。

（3）肾　肾主津液。

① 肾气对人体整个水液输布代谢具有推动和调控作用。

② 肾脏本身也是参与津液输布的一个重要环节，生清降浊。浊液通过肺气的肃降作用向下输送到肾或膀胱，经过肾气的蒸化作用，将其中的清者重新吸收而参与全身水液代谢，将其浊者化为尿液排泄。

（4）肝　肝主疏泄。

调畅气机，气行则水行，保持水道通畅，促进津液输布。

（5）三焦　肾气的蒸化和调控，脾气的运化，肺气的宣降，肝气的疏泄和三焦的通利。水液和诸气运行的通路，三焦通畅津液才能升降出入，在体内正常地流注输布。

3. 津液的排泄

尿液（主要途径），汗液，呼吸，粪便。

（1）肾

① 肾气蒸化浊液：清者，重新吸收布散至全身；浊者，成为尿液。

② 推动激发：尿液贮存于膀胱，当达到一定量时，在肾气的推动激发下排除体外。

③ 固摄作用：贮存过程中，尿液不会随时漏出。

（2）肺

① 肺气宣发，将津液外输于体表皮毛，津液在气的蒸腾激发作用下，形成汗液由汗孔（气门）排出。

② 肺在呼吸时也会带走一些水液。

（3）大肠

排除粪便时，也随糟粕带走一些残余的水分，但正常情况下量很少。

三、津液的功能

津清滋润液主濡，充养血脉相化生，

内外环境相调节，汗出调温保平衡。

（1）滋润濡养　津液是液态物质，具有较强的滋润作用；其中又含有营养物质，有丰富的濡养作用。

（2）充养血脉　津液入脉，生化为血液，成为其重要组成部分；并能调节血液浓度，"津血同源"。

（3）调节机体内外环境的阴阳相对平衡　如汗出能调解体温，使其在环境温度变化情况下保持恒定。

第五节　神

神主生命亦外显，气血津液化神矣，
脏藏神魂魄意志，神意思维需辨析，
外物入心即为意，累计为志析成思，
估索未来则生虑，判断支配已具智，
怒喜忧思悲恐惊，脏腑应外情志生，
调解代谢及脏腑，主宰生命神之功。

一、神的基本概念

神是人体生命活动的主宰及其外在总体表现的统称。

（1）广义之神　一切生命活动，心理活动的主宰。

（2）狭义之神　意识，思维，感情等精神活动。

二、神的形成

（1）精气血津液为化神之源　精气血津液是化神的物质基础。

（2）中医学将五神脏分为神、魂、魄、意、志，分别归藏于"五神脏"——"肝藏魂，心藏神，脾藏意，肺藏魄，肾藏志。"

（3）脏腑精气对外界环境的应答

① 在自然环境与社会环境的外界刺激下，人体内部脏腑将做出反应，于是便产生了神，表现为精神、意识和思维活动。

意：外界事物的信息通过感觉入心，通过心的意念活动形成对事物表象的认识，称为意。

志：将意念保存下来，即通过记忆来累计事物表象认识的过程，称为志。

思：在此基础上酝酿思索，反复分析、比较事物的过程，称为思。

虑：在反复思索的基础上，由近而远地估计未来的思维过程，称为虑。

智：在意、志、思、虑的基础上，准确处理事物，支配行为对事物作出适当反应的措施，称为智。

② 脏腑精气对外界刺激的应答，还可产生不同的情志活动：怒、喜、忧、思、悲、恐、惊。

三、神的作用

（1）调解精气血津液的代谢　神具有统领、调控气、血、津液在体内进行正常代谢的作用。

（2）调解脏腑的生理功能　神通过对脏腑精气的主宰来调节其生理功能。

（3）主宰人体的生命活动　神的盛衰是生命力盛衰的

综合体现，因此神的存在是人体生理活动和心理活动的主宰。

第六节　精气血津液之间的关系

气生行摄为血帅，血养载气其母荣，
推动输布摄津液，津反生气载气行，
精血津液亦同源，气能生津又摄精，
精化气出共化神，神驭精气贵合生。

精、气、神的辩证关系是对立统一的。

1. 气与血

（1）气为血之帅

①气能生血：血液的生化离不开气的推动。

②气能行血：血液的运行离不开气的推动。

③气能摄血：血液能正常循行于脉中离不开气的固摄作用。

（2）血为气之母

①血能养气：气的充盈及其功能发挥离不开血液的濡养。

②血能载气：气存于血之中，依附于血而不致散失，赖血之运载而运行全身。

2. 气与津液

①气能生津：气是津液的生成动力，津液的生成依赖于气的推动作用。

② 气能行津：气是津液在体内正常输布运行的动力，津液的输布、排泄、代谢等活动离不开气的推动作用。

③ 气能摄津：气的固摄作用可以防治体内津液无故地大量流失，气通过对津液排泄的有节控制，维持着体内津液量的相对恒定。

④ 津能生气：津液在输布过程中受到各脏腑阳气的蒸腾温化，可以化生为气，以输布于脏腑、组织、形体、官窍，促进正常的生理活动。

⑤ 津能载气：在血脉之外，气的运动必须依附于津液，否则也会使气漂浮，失散而无所归。

3. 精血津液

① 精血同源：精与血都由水谷精微化生和充养，化源相同；两者之间又互相滋生，互相转化，并都具有濡养和化神等作用。由于肾藏精，肝藏血，精能生血，血可化精，所以"精血同源"也可称为"肝肾同源"。

② 津血同源：血和津液都由饮食水谷精微所化生，都具有滋润濡养作用，二者之间互相资生，互相转化。

4. 精气神之间的关系

① 气能生津摄精：气的运行不息不仅能促进精的化生，又能固摄精，使精聚而充盈，不致无故耗损外泄。

② 精能化气：人体之精在气的推动激发作用下可化生为气。精足则气旺，精亏则气衰。

③ 精气化神：精与气都是神得以化生的物质基础，神必须得到精和气的滋养才能正常发挥作用，精盈则神明，精亏则神疲。

④ 神驭精气：人体脏腑形体官窍的功能活动及精气血等物质的新陈代谢，都必须受神的调控和主宰。

第三章 藏象

第一节 藏象学说概论

藏象学说包括藏象的基本概念；藏象学说的形成；藏象学说的特点；五脏、六腑与奇恒之腑的生理特点；脏腑精气阴阳的概念和作用。

一、藏象的基本概念

藏象分为藏与象，体内内脏合为藏，

象为外在征象物，其与自然相通应。

① 藏象：是指藏于体内的内脏及表现于外的生理病理征象及与自然界相通应的事物和现象。包括人体结构和生命活动规律的主要内容，涉及了脏腑的生理活动和与之相联系的心理活动、形体官窍、自然环境因素等。

② 藏：是藏于体内的内脏。包括五脏、六腑和奇恒之腑。实际上是以五脏为中心的五个生理病理系统。

③ 象：指五个生理病理系统的外在现象和比象。

二、藏象学说的形成

藏象形成多方面，解剖哲学生活中，

医疗实践经验积，四项合力共同用。

① 古代解剖学的认识，追溯藏象理论的形成之源，可发现古代解剖知识不仅为藏象理论的产生奠定了形态学基础，而且古人还在这些形态学知识的基础上，认识了内脏的某些功能。

② 长期生活实践的观察，古人采用了"有诸内，必形诸外"、"视其外应，以知其内脏"以及"取象比类"思维方法来认识人体脏腑的功能。

③ 古代哲学思想的渗透，以精气、阴阳、五行学说为代表的古代哲学思想渗透到中医学中，对藏象理论的形成及系统化起了重要作用。

④ 医疗实践经验的积累，临床经验的大量积累，可升华而形成理论。通过临床疗效来探索和反证脏腑的生理病理，又使藏象理论不断得到丰富充实和修正完善。

三、藏象学说的特点

藏象重视整体性，五脏自然相统一。

藏象学说的主要特点是以五脏为中心的整体观，主要体现在以五脏为中心的人体自身的整体性及五脏与自然环境的统一性两个方面。

1. 以五脏为中心的人体自身的整体性

藏象学说是以五脏为中心，通过经络系"内属于脏腑，外络于肢节"，将六腑、五体、五官、九窍、四肢百骸等全身脏腑形体官窍联结成有机整体。此外五脏的生理活动与精神情志密切相关，中医藏象学说认为，人的精神活动属人体整体生命功能的体现，与五脏的生理功能正常与否密切相关。

2. 五脏与自然环境的统一性

人体不仅本身是一个有机整体，而且与自然环境保持着统一性。人依赖自然环境以生存，人的生命活动规律必然受自然环境的制约和影响；机体对自然环境的影响，也必然要作出相应的反应。

四、五脏、六腑与奇恒之腑的生理特点

> 五脏藏精不能实，六腑化物不能满，
> 奇恒之腑较独特，藏精似脏空似腑。

① 五脏的生理特点：化气和贮藏精气。五脏但藏精气，故满而不实。

② 六腑的生理特点：受承和传化水谷。六腑不藏精气，但受水谷，故实而不能满也。

③ 奇恒之腑的生理特点：形态上中空有腔与六腑相类，功能上贮藏精气与五脏相同。

五脏六腑的生理特点，对临床辨证论治有重要指导意义。一般来说，病理上"脏病多虚"，"腑病多实"；治疗上"五脏宜补"，"六腑宜泻"。

五、脏腑精气阴阳的概念和作用

> 脏腑精气阴阳辨，精为一身之分藏，
> 物质支撑作滋养。气可分为阴与阳，

阴气凉润抑制静，阴气温煦兴奋动。

① 脏腑之精：是一身之精在脏腑的分藏。精藏于脏腑之中，濡养脏腑，是脏腑生理功能的物质支撑。

② 脏腑之气：是由脏腑之精化生的运行不息的极细微物质，也可以说是一身之气在脏腑的分布。

③ 脏腑之阴气：脏腑之气中具有凉润、抑制、宁静等作用的部分，能够抑制、宁静脏腑功能，减缓新陈代谢。

④ 脏腑之阳气：脏腑之气中具温煦、兴奋、推动等作用的部分，能够兴奋、推动脏腑功能，加速新陈代谢。

第二节　五　脏

五脏心肝脾肺肾，生理功能与特性，
　形体官窍志液时，牢记掌握须辨清。

五脏是心、肝、脾、肺、肾的总称。本节主要阐述心、肝、脾、肺、肾五脏的主要生理功能、生理特性，与形体官窍及情志、五液、五时等的关系。

一、心

心主血脉又藏神，阳中之阳火为性。
　在体合脉其华面，志喜液汗夏气应。

心为五脏之一，主要生理功能是主血脉，主藏神。心的生理特性是为阳脏而主通明。心在体合脉，其华在面，在窍为舌，在志为喜，在液为汗。手少阴心经与手太阳小肠经相互属络于心与小肠，相为表里。心在五行属火，为阳中之阳，与自然界夏气相通应。

1. 主要生理功能

（1）主血脉　指心气推动和调控血液在脉道中运行，流注全身，发挥营养和滋润作用。

① 主血：一是心气能推动血液运行，以输送营养物质于全身脏腑形体官窍。二是指饮食水谷经脾胃之气的运化，化为水谷之精，水谷之精再化为营气和津液，营气和津液入脉，经心火的作用，化为赤色血液。

② 主脉：是指心气推动和调控心脏的搏动和脉管的舒缩，使脉道通利，血流通畅。脉为血之府，是容纳和运输血液的通道。营气与血液并行于脉中。病理上，心脏功能正常，则心脏搏动如常，脉象和缓有力，节律调匀，面色红润光泽。若心脏发生病变，则会通过心脏搏动、脉搏、面色等方面反映出来。如心气不足，血液亏虚，脉道不利，则血液不畅，或血脉空虚，而见面色无华，脉象细弱无力等，甚则发生气血瘀滞，血脉受阻，而见面色灰暗，唇舌青紫，心前区憋闷和刺痛，脉象结、代、促、涩等。

心、脉、血三者密切相连，构成一个血液循环系统。血液在脉中正常运行，必须以心气充沛、血液充盈、脉道通利为基本条件。

（2）藏神　又称主神明或主神志，是指心有统帅全身脏腑、经络、形体、官窍的生理活动和主司意识、思维、情志等精神活动的作用。神广义上指整个人体生命活动的主宰和总体现；狭义上指人的意识、思维、情感、性格倾向等精神活动。

2. 生理特性

心的生理特性：为阳脏而主通明。阳脏，心位于胸中，在五行属火，为阳中之阳。又称"火脏"。火性光明，烛照万物。心喻为阳脏、火脏，其意义在于说明心以阳气为用，心之阳气有推动心脏搏动，温通全身血脉，兴奋精神，以使生机不息的作用。

心主通明，心脉以通畅为本，心神以清明为要。心脉畅通，固需心阳的温煦和推动作用，但也需有心阴的凉润和宁静作用。心阳和心阴的作用协调，心脏搏动有力，节律一致，速率适中，脉管舒缩有度，心血才能循脉运行通畅。

3. 与形、窍、志、液、时的关系

（1）在体合脉，其华在面　心在体合脉，是指全身的血脉统属于心，由心主司。其华在面，是指心脏精气的盛衰可以从面部的色泽表现出来。

（2）在志为喜　是指心的生理功能与喜志有关。喜，一般来说属于对外界刺激产生的良性反应。喜乐过度则可使心神受伤，喜乐愉悦有益于心主血脉的功能。

（3）在窍为舌　又称心开窍于舌，是指心之精气盛衰及其功能常变可从舌的变化得以反映。因而观察舌的变化可以了解心的主血脉的功能是否正常。

（4）在液为汗　汗为五液之一，是津液通过阳气的蒸化后，经汗孔排于体表的液体。心在液为汗，是指心精、心血为汗液生化之源。心以其主血脉和藏神功能为基础，主司汗液的生成与排泄，从而维持了人体内外环境的协调平衡。但汗是阳气蒸化津液所致，汗多又可耗散心气或心阳，大汗可致心气、心阳暴脱而出现气脱或亡阳的危候。

（5）与夏气相通应　五脏和自然界的四时阴阳相通应，心主夏。心与夏气相通应，是因为自然界在夏季以炎热为主，在人体则心为火脏而阳气最盛，同气相求，故夏季与心相应。

附：心包络

心包络，简称心包，亦称"膻中"，是心脏外面的包膜，有保护心脏的作用，在经络学说中，手厥阴心包经与手少阳三焦经相为表里，故心包络属于脏。外邪侵心，则心包络当先受病，故心包有"代心受邪"之功用。

二、肺

肺朝百脉主治节，行水主气司呼吸，
娇脏宣发与肃降，合皮华毛窍为鼻，
志为忧悲液为涕，肺气通应与秋气。

肺经肺系与喉、鼻相连，称喉为肺之门户，鼻为肺之外窍。肺的主要生理功能是主气司呼吸，主行水，朝百脉，主治节。肺气以宣发肃降为基本运行形式。肺有华盖之称，不耐寒热燥湿之邪之侵；又上通鼻窍，外合皮毛，与自然界息息相通，易受外邪，有"娇脏"之称。

1. 主要生理功能

（1）主气司呼吸

① 主呼吸之气，是指肺是气体交换的场所。肺气的宣降主司呼吸和气体的出入交换。

② 主一身之气，是指肺有主司一身之气的生成和运行的作用。一身之气的生成与宗气的关系；一身之气的运行与肺气宣降及呼吸的关系。

（2）主行水　肺气的宣降推动和调节全身水液的输布和排泄。其内涵有两方面：①通过肺气的宣发作用，将脾气转输至肺的水液和水谷之精中的较清的部分，向上向外布散，上至头面诸窍，外达全身皮毛肌腠以濡润之；输送到皮毛肌腠的水液在卫气的推动作用下化为汗液，并在卫气的调节作用下有节制地排出体外。②通过肺气的肃降作用，将脾气转输至肺的水液和水谷精微中的较厚部分，向内向下输送到其他脏腑以濡润之，并将脏腑代谢所产生的浊液下输至肾或是膀胱，成为尿生成之源。肺为水之上源；提壶揭盖法治疗水肿。

（3）朝百脉，主治节

① 朝百脉的含义：全身血液都通过百脉而流经于肺，经肺的呼吸，进行体内外清浊之气的交换，然后再通过肺气宣降作用，将富有清气的血液通过百脉输送到全身。全身的血脉均统属于心，心气是血液循环运行的基本动力。而血液的运行，又赖于肺气的推动和调节，即肺气具有助心行血的作用。

② 主治节的含义：治理调节呼吸及气、血、水的作用。肺主治节的生理作用主要表现在四个方面：一是治理调节呼吸运动；二是调理全身气机；三是治理调节血液的运行；四是治理调节津液代谢。

2. 生理特性

（1）肺为华盖，肺为脏之长 "华盖"，原指古代帝王的车盖，《内经》喻为肺脏。肺位于胸腔，覆盖五脏六腑之上，因而有"华盖"之称。肺居高位，又能行水，故称之为"水之上源"。肺覆盖于五脏六腑之上，有能宣发卫气于体表，具有保护诸脏免受外邪侵袭的作用，故《素问·痿论》说："肺者，脏之长也"；《灵枢·九针论》说："肺者，五脏六腑之盖也。"

（2）肺为娇脏，肺位最高，邪必先伤 肺为清虚之脏，清轻肃静，不容纤芥，不耐邪气之侵。故无论外感、内伤或其他脏腑病变，皆可病及于肺而发生咳嗽、气喘、咯血、失音、肺痨、肺痿等病证。

（3）肺主宣发与肃降 ①主宣发的涵义，是指肺气向上向外宣发与向内向下肃降运动协调，维持着肺的呼吸和行水机能。肺气宣发主要体现在三个方面：一是呼出体内浊气；二是将脾所传输来的津液和部分水谷精微上输到头面诸窍，外达于全身皮毛肌腠；三是宣发卫气于皮毛肌腠，以温分肉，充皮肤，肥腠理，司开阖，将代谢后的津液化为汗液，并控制和调节其排泄。②主肃降的涵义，是指能向内向下布散气和津液，主要体现在三个方面：一是吸入自然界之清气，并将吸入之清气与谷气相融合而成的宗气向下布散至脐下，以资元气；二是将脾转输至肺的津液及部分水谷精微向下向内布散于其他脏腑以濡养之；三是将脏腑代谢后产生的浊液下输于肾或膀胱，成为尿液生成之源。③主宣发与主肃降，是相互制约、相互为用的两个方面。

3. 与形、窍、志、液、时的关系

（1）肺在体合皮，其华在毛　皮毛，包括皮肤、汗腺、毫毛等组织，是一身之表。它们依赖于卫气和津液的温养和润泽，具有防御外邪，调节津液代谢，调节体温和辅助呼吸的作用。肺与皮毛相合，是指肺与皮毛的相互为用的关系。

（2）肺在窍为鼻（喉为肺之门户）　鼻为呼吸之气出入的通道，与肺直接相连，所以称鼻为肺之窍。鼻为呼吸道之最上端，通过肺系与肺相连，具有主通气和主嗅觉的机能。喉位于肺系的最上端，为呼吸之门户、发音之器官。喉由肺津滋养、其发音技能由肺气推动和调节。

（3）肺在志为忧（悲）　关于肺之志，有二说：一说为悲；一说为忧。但在论及五志相胜时则说"悲胜怒。"悲和忧虽然略有不同，但其对人体生理活动的影响是大致相同的，因而忧和悲同属肺志。悲忧皆为人体正常的情绪变化或情感反映由肺精、肺气所化生。

（4）肺在液为涕　涕即鼻涕，为胃黏膜的分泌液，有润泽鼻窍的作用。鼻涕由肺津所化，由肺气的宣发运动布散于鼻窍。肺津、肺气的作用是否正常，亦能从涕的变化中得以反映。如肺津、肺气充足，则鼻涕润泽鼻窍而不外流。

（5）肺气通于秋　五脏与自然界四时阴阳相通应，肺主秋。肺与秋同属于五行之金。时令至秋，暑去而凉生，草木皆凋。人体肺脏主清肃下行，为阳中之阴，同气相求。

三、脾

脾主运化与统血，喜燥恶湿升脏清，

体合肌肉主四肢，窍口华唇夏相应，

在志为思液为涎，阴中至阴旺四时。

脾与胃相邻，主要的生理机能是主运化，统摄血液。脾气的运动特点是主升举。脾为太阴湿土，又主运化水液，故喜燥恶湿。脾在体合肌肉，主四肢，在窍为口，在志为思，在液为涎。脾与胃相表里，五行属土，为阴中之至阴，与长夏之气相通应，旺于四时。

1. 主要生理机能

(1) 主运化　指脾具有把饮食水谷转化为水谷精微和津液，并把水谷精微和津液吸收、转输到全身各脏腑的生理机能。其分为运化食物和运化水液两个方面。

① 运化食物：指脾气促进食物的消化和吸收并转输其精微的功能。

② 运化水液：指脾气的吸收、转输水精，调节水液代谢的功能。意义：为后天之本，气血生化之源，"四季脾旺不受邪"。

(2) 主统血

① 含义：脾气统摄、控制血液在脉中运行而不溢出脉外。

② 机理：脾气统摄血液的功能实际上是气的固摄作用的体现。

③ 意义：脾不统血由气虚所致，属虚性出血，一般

出血色淡质稀，如为便血，可呈黑色柏油样，并有气虚见症。

2. 生理特性

（1）脾气主升　①主升清："清"是指水谷精微等营养物质。脾气升清，是指脾气的升动，将胃肠吸收的水谷精微和水液上输于心、肺等脏，通过心、肺的作用化生气血，以营养濡润全身。脾气的升清，实际上是脾气运化功能的表现形式。脾主升清与胃主降浊相对而言，二者相互为用，相反相成。②升举内脏：脾气升举内脏，是指脾气上升能起到维持内脏位置的相对稳定，防止其下垂的作用。脾气上升而胃气下降，升降协调平衡，是维持脏器的位置恒定不移的重要因素。"中气"是脾胃二气的合称，是升降协调的冲和之气，其气下陷主要责之脾气不升，故中气下陷也称为脾气下陷。

（2）喜燥恶湿　①脾气与湿的关系：脾生湿，湿困脾。②脾气下陷的病机分析有二：一是脾气虚衰，无力升举，又称为中气下陷，当健脾益气治之；二是脾气被湿所困，不得上升反而卜陷，治当除湿与健脾兼用。

3. 与形、窍、志、液、时的关系

（1）在体合肌肉，主四肢　脾在体合肉，是指脾气的运化功能与肌肉的壮实及其功能发挥之间有着密切的联系。全身的肌肉，都有赖于脾胃运化的水谷精微及津液的营养滋润，才能壮实丰富，并发挥其收缩运动的功能。健脾胃、生精气是治疗痿证的基本原则，称为"治痿独取阳明"。人体的四肢，同样需要脾胃运化的水谷精微及津液的营养和滋润，以维持其正常的生理活动，故称"脾主四肢"。

（2）在窍为口，其华在唇　脾开窍于口，是指人的食欲、口味与脾气的运化功能密切相关。脾之华在唇，是指口唇的色泽可以反映脾精、脾气的盛衰。脾气健旺，气血充足，则口唇红润光泽；脾失健运，则气血衰少，口唇淡白不泽。

（3）在志为思　脾在志为思，是指脾的生理机能与思志相关。思即思虑，属人体的情志活动或心理活动的一种形式，与思维、思考等概念有别。从影响脏腑的生理功能来说，思虑太过，最易妨碍脾气的运化功能，致使脾胃之气结滞，脾气不能升清，胃气不能降浊，因而出现不思饮食、脘腹胀闷、头目眩晕等症。

（4）在液为涎　涎为口津，即唾液中较清稀的部分，由脾精、脾气化生并转输布散。涎具有保护口腔黏膜，润泽口腔的作用，在进食时分泌旺盛，以助谷食的咀嚼和消化。

（5）与长夏之气相通应　一说脾应四时之气，脾与四时之外的"长夏"相通应。长夏之季，气候炎热，雨水较多，天气下迫，地气上腾，湿为热蒸，酝酿化生，万物华实合于土生万物之象，而人体的脾主运化，化生精气血津液，以奉生身，类于"土爰稼穑"之理，故脾与长夏，同气相求而相通应。一说"脾主四时"，提出脾主四季之末的各十八日，表明四时之中皆有土气，而脾不独主一时。

四、肝

肝为刚脏主升发，疏泄藏血阴中阳，

在体合筋华为爪，目怒液泪应春阳。

肝位于腹腔，横膈之下，右胁之内。肝的主要生理机能是主疏泄和主藏血。肝为刚脏，主升发。在体合筋，其华在爪，在窍为目，在志为怒，在液为泪。肝与胆相表里，五行属木，为阴中之阳，与自然春气相通。

1. 主要生理机能

（1）主疏泄

① 含义：是指肝气具有疏通全身气机，进而促进精血津液的运行输布、脾胃之气的升降、胆汁的分泌排泄以及情志的舒畅作用。肝气疏泄失常的两种表现：肝气郁结和肝气上逆。

② 主要体现于 4 个方面：促进血液和津液的运行输布；促进脾胃的运化功能和胆汁的分泌排泄；调畅情志；促进男子排精与女子排卵行经。

（2）主藏血

① 含义：是指肝具有贮藏血液、调节血量和防止出血的功能。

② 生理意义 5 个方面：涵养肝气；调节血量；濡养肝及筋、目；为经血之源；防止出血。

③ 肝不藏血的病机有三：肝气虚弱，收摄无力；肝阴不足而肝阳偏亢；肝火亢盛，迫血妄行。

④ 藏血与疏泄的关系："体阴而用阳"，气与血的和调。

2. 生理特性

（1）肝为刚脏　是指肝气主升主动具有刚强躁急的生

理特性而言。肝在五脏属木，木性曲直，肝气具有木的冲和条达、伸展舒畅之能；肝有主疏泄的生理机能，肝气性喜条达而恶抑郁，肝内寄相火，主升主动，皆反映了肝为刚脏的生理特性。另外，肝为刚脏与肺为娇脏相对而言，肝气主左升，肺气主右降，左升与右降相反相成，刚脏与娇脏刚柔相济。

（2）肝主升发　肝气升发，是指肝气的向上升动和向外发散以调畅气机的生理特性。故又言肝主升生之气。

3. 与形、窍、志、液、时的关系

（1）在体合筋，其华在爪　筋，即筋膜，包括肌腱和韧带，附着于骨而聚于关节，是连接关节、肌肉，主司关节运动的组织。筋的内涵，实际应包括有收缩能力的肌肉和有传导支配作用的条索样组织在内。筋依赖于肝血的濡养。肝血充足，筋得其养，才能运动灵活而有力。爪，即爪甲，包括指甲和趾甲，乃筋之延续，所以有"爪为筋之余"之说。指出肝与爪有着密切的联系。爪甲亦赖肝血的濡养，因而肝血的盈亏，可以影响到爪甲的荣枯，而观察爪甲的荣枯，又可以测知肝血是否充足。肝血充足，则爪甲坚韧，红润光泽；肝血不足，则爪甲萎软而薄，枯而色夭，甚则变形、脆裂。

（2）在窍为目　目为视觉器官，具有视物功能，故又称"精明"。目之所以具有视物功能，依赖肝血之濡养和肝气之疏泄。肝的经脉上连目系，肝之血气循此经脉上注于目，使其发挥视觉作用。目的视觉功能的发挥，还依赖于五脏六腑之精的濡养。后世发展了"五轮学说"，为眼科疾病的辨证论治奠定了理论基础。

（3）在志为怒　怒是人在情绪激动时的一种情志变化，由肝血、肝气所化，故说肝在志为怒。一般来所，怒志人人皆有，一定限度内的情绪发泄对维持机体的生理平衡有重要的意义，但大怒或郁怒不解，对于机体是一种不良的刺激，既可引起肝气郁结，气机不畅，精血津液运行输布障碍，痰饮瘀血及癥瘕积聚内生，又可致肝气上逆，血随气逆，发为出血或中风昏厥。

（4）在液为泪　泪由肝血所化，肝开窍于目，泪从目出，泪有濡养、保护眼睛的功能。

（5）与春气相通应　五脏与自然界四时阴阳相通应，肝主春。肝与春气相通应，是因为春季为一年之始，阳气始生，自然界生机勃发，一派欣欣向荣的景象。人体之肝主疏泄，恶抑郁而喜条达，为"阴中之少阳"，故与春气相通应。

五、肾

肾主水藏精纳气，主蛰守位通冬气，
形骨生髓通于脑，其华在发骨与髓，
通于二耳及二阴，志恐液唾主二便。

肾的主要的生理机能是藏精，主水，主纳气。由于藏先天之精，主生殖，为人体生命之本原。肾藏精，主蛰，又称封藏之本。肾主骨，生髓，通脑，其华在发，肾为"作强之官，伎巧出焉"。肾在窍为耳及二阴，主二便，在志为恐，在液为唾，与冬气相应。肾与膀胱相表里，五行属水，为阴中之阴，与自然界冬气相通应。

1. 主要生理机能

（1）藏精，主生长发育生殖与脏腑气化。

① 藏精的含义：指肾有贮存、封藏精的生理机能。a. 精的概念：是构成人体和维持人体生命活动的最基本的物质，是生命之本原，是脏腑形体官窍机能活动的物质基础。b. 精来源：先天之精—父母的生殖之精，禀受于父母的生命遗传物质。后天之精—脾胃化生的水谷之精。c. 先后天之精的关系：相互资助，相互为用。d. 肾所藏之精的成分：是以先天之精为基础，加之部分后天之精的充养而化成。

② 主生长发育及生殖：肾精肾气主机体的生长发育；肾精肾气主司人体的生殖功能。肾藏精，精化气，肾精所化之气为肾气，肾精足则肾气充，肾精亏则肾气衰。因而人体的生、长、壮、老、已的生命过程，以及在生命过程中的生殖能力皆取决于肾。

③ 推动和调节脏腑气化：肾精化肾气，肾气分为肾阴、肾阳，肾阴、肾阳为五脏阴阳之本，推动和调节脏腑气化；久病及肾。

（2）主水

① 含义：肾气具有主司和调节全身水液代谢的功能。

② 机理：肾气对参与水液代谢脏腑的促进作用，肾气及肾阴肾阳对水液代谢过程中各脏腑之气的功能，尤其是脾肺之气的运化和输布水液的功能，具有促进和调节作用。肾气的生尿和排尿作用，尿的生成和排泄是水液代谢的一个重要环节。水液代谢过程中，各脏腑形体官窍代谢后产生的浊液，通过三焦水道下输于肾或膀胱，在肾气的

蒸化作用下，分为清浊：清者重吸收，由脾气的转输作用通过三焦水道上腾于肺，重新参与水液代谢；浊者则化为尿液，在肾与膀胱之气的推动作用下排出体外。

（3）主纳气

① 含义：肾气摄纳肺吸入的清气，保持呼吸深度，防止呼吸表浅的作用。肾的纳气功能，实际上是肾气的封藏作用在呼吸运动中的具体体现。

② 机理及临床意义：肾气的封藏作用；补肾气以纳气。肺吸入的清气必须下达于肾，实际上是强调肺的呼吸在肾气的封藏作用下维持一定的深度，有利于清浊气体的内外交换。

2. 生理特性

肾的生理特性为主蛰守位。主蛰指肾有潜藏，封藏，闭藏的生理机能，是对其藏精机能的高度概括。守位指肾中相火涵于肾中，潜藏不露，以发挥其温煦、推动等作用。

3. 肾与形、窍、志、液、时的关系

（1）主骨，生髓，通脑，其华在发，肾为"作强之官，伎巧出焉"。

① 肾主骨生髓的生理机能。实际上是肾精及肾气促进机体生长发育功能的具体表现。肾藏精，精生髓，髓居于骨中称骨髓骨的生长发育，有赖于骨髓的充盈及其所提供的营养。

② 通脑。髓分骨髓、脊髓和脑髓，皆由肾精化生。肾精的盛衰，不仅影响骨骼的发育，而且也影响脊髓的充盈。脊髓上通于脑，脑又髓聚而成，故有"脑为髓之海"。

③ 肾主齿。齿与骨同出一源，赖血以养，故称"发为血之余"。牙齿松动、脱落及齿迟等，多与肾精不足有关。温热病中望齿的润燥和有无光泽，是判断肾精及津液盛衰的重要标志。

④ 其华在发。发的生长，赖血以养，故称"发为血之余"。但发的生机根源于肾。肾藏精，精化血，精血旺盛，则毛发粗壮而润泽。有与发为肾之外候，所以发之生长与脱落，滋润与枯槁，常能反映肾精的盛衰。

（2）在窍为耳及二阴，肾主二便

① 在窍为耳：耳是听觉器官，耳的听觉功能灵敏与否，与肾精、肾气的盛衰密切相关。只有肾精及肾气充盈，髓海得养，才能听觉灵敏，分辨力高；反之，若肾精及肾气虚衰，则髓海失养，出现听力减退，或见耳鸣，甚则耳聋。

② 二阴，指前阴和后阴。前阴是指排尿和生殖的器官；后阴是指排泄粪便的通道。二阴主司二便。尿液的贮藏和排泄虽在膀胱，但尿液的生成及排泄必须依赖于肾气的蒸化和固摄作用协调。肾气之蒸化及固摄作用失常，则可见尿频、遗尿、尿失禁、尿少或尿闭等小便异常的病证。粪便的排泄，本属大肠的传化糟粕功能，但亦与肾气的推动和固摄作用有关。若肾气不足，则推动无力而致气虚便秘，或固摄无权而致大便失禁，久泄滑脱。

（3）在志为恐　恐，是一种恐惧、害怕的情志活动，与肾的关系密切。由于肾藏精而位居下焦，肾精化生的肾气，必须通过中上二焦，才能上布全身。恐使肾气不得上行布散，反而下走，所以说"恐伤肾"，"恐则气下"。恐与惊相似，都是指处于一种恐惧的心理状态。但两者又有区别：恐为自知而胆怯，乃内生之恐惧；惊为不自知，事出突然而受惊慌乱，乃是外来之恐惧。恐和惊，是人体对外界刺激的生理和心理反应，人人皆有。过度的惊恐，则损伤脏腑精气，导致心气逆乱，肾气不固，神不守舍，二便失禁。

（4）在液为唾　唾，是唾液中较稠厚的部分，多出于舌下，有润泽口腔、滋润食物及滋养肾精的功能。唾由肾精化生，经肾气的推动作用，沿足少阴肾经，从肾向上经过肝、膈、肺、气管，直达舌下之金津、玉液二穴，分泌而出。

唾与涎，虽然都是口腔分泌的液体，但是二者有一定区别。涎为脾胃精所化，出自两颊，质地较清稀，可自口角流出；唾为肾精所生出自舌下，质地较稠厚，多从口中唾出。故临床治疗口角流涎多从脾治，唾多频频出多从肾治。

（5）与冬气相应　五脏与自然界四时阴阳相通应，肾主冬。冬季是一年中气候最寒冷的季节，一派霜雪严凝，冰凌凛冽之象。自然界的物类，则静谧闭藏以度冬时。人体中肾为水脏，有润下之性，藏精为封藏之本。同气相求，故以肾应冬。

第三节　六　腑

六腑组成有胆胃，膀胱三焦大小肠，
生理机能传化物，泻而不藏实不满。

六腑是胆、胃、小肠、大肠、膀胱、三焦的总称。它们共同的生理机能是"传化物"，其生理特点是"泻而不藏"，"实而不能满"。

一、胆

胆位肝叶间，藏排胆汁妙，

决断出其窍。

1. 形态

为于右胁下，附于肝之短叶间。

2. 主要生理机能

① 贮藏和排泄胆汁。胆汁来源于肝，由肝血生化，或由肝之余气凝聚而成。胆汁生成后，进入胆腑，由胆腑浓缩并贮藏。

② 主决断，是指胆具有判断事物、作出决定的作用。胆这一机能对于防御和消除某些精神刺激的不良影响，以维持精气血津液的正常运行和代谢，确保脏腑之间的协调关系，有着极为重要的作用。

3. 为奇恒之腑之一

胆为中空的囊状器官，内盛胆汁。古人认为胆汁是精纯、精净的精微物质，称为"精汁"，故胆有"中精之府"、"清净之府"或"中清之府"之称。胆的形态结构与其他五脏相同，皆属于中空有腔的管状或囊状器官，故为六腑之一；但因其内成精汁，与五脏"藏精气"的功能特点相似，且与饮食水谷不直接接触，只是排泄胆汁入肠道以促进饮食物的消化和吸收，故又为奇恒之腑之一。

二、胃

胃其分为上中下，受纳腐熟水谷妙，

通降喜燥又恶湿，胃气大肠小肠到。

1. 形态

胃分上脘、中脘、下脘三部分。位于腹腔上部，上连食道，下通小肠。

2. 主要生理功能

① 主受纳水谷，是指胃气具有接受和容纳饮食水谷的作用。饮食入口经过食管进入胃中，在胃气的通降作用下，由胃接受和容纳，暂存于其中，故胃有"水谷之海"、"太仓"之称。

② 腐熟水谷，是指为胃气将饮食初步消化，并形成食糜作用。

3. 主要特性

主通降，以降为和，喜润恶燥。

（1）胃气通降，是指胃气的向下通降运动以下传水谷及糟粕的生理特性。胃气通降，主要体现于饮食物的消化和糟粕的排泄过程中：①饮食物入胃，胃容纳而不拒之；②经胃气的腐熟作用而形成的食糜，下传小肠作进一步消化；③食物残渣下移大肠，燥化后形成粪便；④粪便有节制地排出体外。

（2）喜润恶燥，是指胃当保持充足的津液以利饮食物的受纳和腐熟。胃为阳土，喜润而恶燥，故其病易成燥热之害，胃中津液每多受损。所以在治疗胃病时，要注意保护胃中津液。

三、小肠

小肠受盛与化物，泌别清浊肠主液。

1. 概念

包括十二指肠、空肠、回肠，是集体对饮食物进行消化，吸收其精微，下传其糟粕的重要脏器。与心相表里。

2. 主要生理机能

① 受盛化物，表现为两个方面：一是指小肠接受由胃腑下传的食物而受纳之，即受盛作用；二是指食物在小肠必须停留一定的时间由脾气与小肠共同作用对其进一步的消化，化为精微和糟粕两个部分，即化物作用。

② 泌别清浊，是指小肠中的食糜在作进一步消化的过程中，随之分为清浊两部分：清者，即水谷精微和津液由小肠吸收，经脾气的转输作用输布全身；浊者，即食物残渣和部分水液，经胃和小肠之气的作用通过阑门传送到大肠。

③ 小肠主液与"利小便即所以实大便"。

四、大肠

大肠传化糟粕妙，主津燥化形成便。

1. 概念

大肠包括结肠和直肠，是对食物残渣中的水液进行吸收，形成粪便并有度排出的脏器。大肠与肺相表里。

2. 主要生理机能

（1）传化糟粕　大肠接受由小肠下传的食物残渣，吸收其中多余的水液，形成粪便。

（2）大肠主津　大肠接受小肠下传的含有大量水液的食物残渣，将其中的水液吸收，使之形成粪便。

五、膀胱

膀胱贮尿又排尿，肾气激发固摄之。

1. 概念

膀胱是贮存和排泄尿液的器官。膀胱与肾相表里。

2. 主要生理机能

（1）贮存尿液，人体的尿液是通过肺、脾、肾等脏的作用，布散全身，发挥其滋养濡润机体的作用。

（2）排泄尿液，膀胱中尿液的按时排泄，由肾气及膀胱之气的激发和固摄作用调节。

六、三焦

三焦有形亦无形，通行诸气行水液，

三焦部位上中下，如雾如沤亦如渎。

1. 三焦的概念

三焦是上焦、中焦、下焦的合称。三焦作为六腑之一，有其特定的形态结构和生理机能，有名有形；三焦作为人体上中下三个部分的划分，有名无形，但有其生理机能和各自的生理特点。

（1）六腑三焦　有形之实体，有自身的经脉手少阳三焦经与心包经相表里。其机能是疏通水道，运行水液，是水液由胃肠渗入膀胱的通道。

（2）部位三焦　三焦作为人体上中下部分的划分。

① 总体功能：通行诸气，三焦是诸气上下运行之通路；运行水液，三焦是全身水液上下输布运行的通道。如果三焦水道不通利，则肺、脾、肾等脏的输布调节水液代谢的功能将难以实现，所以又把水液代谢的协调平衡作用，称作"三焦气化"。部位三焦的通行诸气和运行水液的功能，是相互关联的。气运行的道路，必然是津液升降的道路，而津液升降的道路，也必然是气运行的通道。

② 上、中、下三焦部位划分及各自的功能特点：上焦，一般将膈以上的胸部，包括心、肺两脏，以及头面部，上焦的生理特点是主气的宣发和升散，即宣发卫气，布散水谷精微和津液以营养滋润全身。《灵枢·营卫生会》将上焦的生理特点概括为"如雾"；中焦是指膈以下、脐以上的上腹部，包括脾胃和肝胆等脏器，中焦具有消化、吸收并输布水谷精微和化生血液的作用，《灵枢·营卫生会》将中焦生理特点概括为"如沤"；下焦以脐以下的部位为下焦，包括小肠、大肠、肾、膀胱、女子胞、精室等脏腑以及两下肢，下焦主要有排泄糟粕和尿液的作用，《灵枢·营卫生会》讲下焦的生理特点概括为"如渎"。

（3）辨证三焦　温热病辨证之纲领（吴瑭《温病条辨》）。是温病发生发展过程中由浅入深的三个不同病理阶段。

第四节　奇恒之腑

奇恒之腑包括五，脑髓骨脉女子胞，

贮藏精气同为脏，又似又非真奇妙。

奇恒之腑是脑、髓、骨、脉、女子胞的总称。它们都是贮藏精气的脏器，似脏非脏，似腑非腑，故称奇恒之腑。

一、脑

脑为髓海元神府，活动意识感觉主，

肾精充盈脑髓满，精神活动五脏主。

1. 概念

脑，又名髓海，深藏于头部，居颅腔之中，其外为头面，内为脑髓，是精髓和神明汇集发出之处，又称为元神之府。

2. 主要生理机能

（1）主宰生命活动　脑为"元神之府"，是生命的枢机，主宰人体的生命活动。

（2）主司精神活动　人的精神活动，包括思维、意识和情志活动等，都是客观外界事物反映于脑的结果。

（3）主感觉运动　眼、耳、口、鼻、舌等五脏外窍皆位于头面，与脑相通。人的视、听、言、动等，皆与脑有密切关系。

3. 脑与脏腑精气的关系

（1）脑与肾关系密切，肾精充盈，则脑髓充满，故脑能正常发挥其各种生理机能。

（2）精神活动虽由脑与心主司，但尚有"五神脏"之说，即精神活动分由五脏主司。

二、女子胞

胞司月经育胎儿，天癸经脉与其关。

1. 概念

女子胞又称胞宫、子宫、子脏、胞脏、子处、血脏，位于小腹在膀胱之后直肠之前。

2. 女子胞的生理功能

（1）主持月经　月经，又称月信、月事、月水，是女子生殖细胞发育成熟后周期性子宫出血的生理现象。月经的产生，是脏腑经脉气血及天癸作用于胞宫的结果。胞宫的形态与机能正常与否直接影响月经的来潮，所以胞宫有主持月经的作用。

（2）孕育胎儿　胞宫是女性孕育胎儿的器官。女子在发育成熟后，月经应时来潮，经后便要排卵，因而有受孕生殖的能力。此时，两性交媾，两精相合，就构成了胎孕。

3. 与女子胞功能有关的因素

（1）与脏腑及天癸的关系　心主血，肝藏血，脾统血，脾与胃同为气血升化之源，肾藏精而化血，肺主气、朝百脉而输精微，它们分司血的生化、统摄、调节等重要作用。

（2）与经脉的关系 女子胞与冲、任、带及十二经脉，均有密切关系。其中，以冲、任、督、带脉为最。冲脉，因为冲为血海，蓄溢阴血，胞宫才能泄溢经血，孕育胎儿，完成其生理功能。

第五节 脏腑之间的关系

人体以五脏为中心，与六腑相配合，以精气血津液为物质基础，通过经络的联络作用，使脏与脏、脏与腑、腑与腑、脏与奇恒之腑之间密切联系，构成一个有机整体。脏腑之间的关系主要有：脏与脏之间的关系，腑与腑之间的关系，脏与腑之间的关系，脏与奇恒之腑之间的关系。

一、脏与脏之间的关系

心肺气血相为用，心脾互用血生行。
心肝共管血藏行，精神情志之活动。
心肾相交君相安，肺脾气生津液行。
肺肾呼吸水液化，阴阳互资共充盈。
肝脾饮食物消化，血液运行贮藏定。
肝肾同源精与血，脾肾先后水液行。

① 心与肺：心肺同居上焦，心主血而肺主气，心主血而肺主呼吸。心与肺的关系，主要表现在血液运行与呼吸吐纳之间的协同调节关系。

② 心与脾：心主血而脾生血，心主行血而脾主统血。

心与脾的关系，主要表现在血液生成方面的相互为用及血液运行方面的相互协调。

③ 心与肝：心主行血而肝主藏血，心藏神而肝主疏泄、调畅情志。因此，心与肝的关系，主要表现在行血与藏血以及精神调节两个方面。

④ 心与肾：心与肾在生理上的联系，主要表现为"心肾相交"。心肾相交的机理，主要从水火既济、精神互用、君相安位来阐发。

⑤ 肺与脾：肺司呼吸而摄纳清气，脾主运化而化生谷气；肺主行水，脾主运化水液。肺与脾的关系，主要表现在气的生成与水液代谢两个方面。

⑥ 肺与肝：肝主升发，肺主肃降。肺与肝的生理联系，主要体现在人体气机升降的调节方面。

⑦ 肺与肾：肺为水上之源，肾为主水之脏；肺主呼吸，肾主纳气；肺属金，肾属水，金水相生。肺与肾的关系，主要表现在水液代谢、呼吸运动、阴阳互资三个方面。

⑧ 肝与脾：肝主疏泄，脾主运化；肝主藏血，脾主生血统血。肝与脾的生理联系，主要表现为疏泄与运化的相互为用、藏血与统血的相互协调为用。

⑨ 肝与肾：肝肾之间的关系，有"肝肾同源"或"乙癸同源"之称。肝主藏血而肾主藏精，肝主疏泄而肾主封藏，肝为水之子而肾为木之母。故肝肾之间的关系，主要表现在精血同源、藏泄互用以及阴阳互资互制等方面。

⑩ 脾与肾：脾为后天之本，肾为先天之本，脾肾两

者首先表现为先天与后天的互促互助关系，脾主运化水液，肾为水之脏，脾肾的关系还表现在水液代谢方面。

二、腑与腑之间的关系

胆、胃、大肠、小肠、三焦、膀胱六腑的生理功能虽然各不相同，但它们都是传化水谷、输布津液的器官。饮食物从口摄入后，经过六腑的共同作用，从消化吸收到糟粕的排泄，必须不断地由上而下递次传送。六腑中的内容物不能停滞不动，其受纳、消化、传导、排泄的过程，是一个虚实、空满不断更替的过程。六腑在病理上相互影响，如胃有实热，津液被灼，必致大便秘结，大肠传导不利。而大肠传导失常，肠燥便秘又可引起胃气上逆，出现嗳气、呕恶等症。又如胆火炽盛，每可犯胃，出现呕吐苦水等症，而脾胃湿热，蕴蒸肝胆，胆汁外溢，则见口苦、黄疸等症。

三、脏与腑之间的关系

心与小肠相表里，肺与大肠呼吸气，
脾胃纳运升降因，阴阳燥湿同相济，
肝胆疏泄主勇怯，肾与膀胱小便泄。

① 心与小肠，通过经脉相互络属构成了表里关系。

② 肺与大肠，通过经脉相互络属构成了表里关系，肺与大肠的生理联系，主要表现在肺气肃降与大肠传导之间的相互为用的关系。

③ 脾与胃，通过经脉相互络属构成了表里关系，脾

胃同为气血生化之源、后天之本，在饮食物的纳运、消化及水谷精微的吸收、转输等生理过程中起主要作用。脾与胃的关系，体现在水谷纳运相得、气机升降相因、阴阳燥湿相济等三个方面。

④ 肝与胆，通过经脉相互络属构成了表里关系，肝与胆的关系，主要表现在同司疏泄、共主勇怯等方面。

⑤ 肾与膀胱，肾为水脏，膀胱为水腑，通过经脉相互络属构成了表里关系。肾与膀胱的关系，主要表现在共主小便方面。

四、五脏与奇恒之腑之间的关系

> 女子胞与五脏密，月经育儿为其功，
> 赖于神气精血养，五脏心肝脾肾要，
> 五脏与脑相为系，心主藏神五脏分，
> 肺朝百脉助心血，气充血足魄司觉，
> 脾为气血生化源，脾胃健旺清阳出，
> 肝主疏泄又藏血，气畅血调脑神清，
> 肾主藏精又生髓，精化髓而髓充脑，
> 脉为血脉与经别，其性五脏生理关，
> 骨髓主要和肾密，五脏充盈肾精充。

（1）五脏与女子胞　女子胞的主要生理功能是产生月经和孕育胎儿，而月经的产生，胎儿的孕育，都有赖于神的调控、气的推动和精血的充养。心藏神，主行血化血；肝主疏泄，调畅气机和情志，藏血而为血海；脾为气血生化之源，并能统血；肾藏精，主生殖而为先天之本。因而皆与女子胞的生理功能密切相关。五脏中，女子胞与心、肝、脾、肾的关系最为密切。

（2）五脏与脑　脑的生理病理统归于心而分属五脏，认为心是君主之官，五脏六腑之大主，神明所出，故将人的意识、思维及情志活动统归于心，称之曰"心藏神"。但又把神分为神、魂、魄、意、志五种不同的表现，分别由心、肝、肺、脾、肾五脏主司，即所谓"五神脏"。

（3）五脏与脉　脉是血液运行的通道，故又称"血脉"，以于经络系统中"经脉"的概念相区别。脉的柔韧、舒缩以及血液的畅行，与五脏的生理机能皆有关。

（4）五脏与骨　髓，肾藏精，精化髓，髓充骨，精足则髓满骨充，骨骼发育健全，身体强壮。

第四章 经络

经络学说，是研究人体经络系统的概念、构成、循行分布、生理功能、病理变化及其与脏腑形体官窍、精气血神之间相互联系的基础理论，是中医学理论体系的重要组成部分。经络学说贯穿人体生理、病理及疾病的诊断和防治各方面，与藏象、精气血津液等理论相互辅翼，深刻地阐释人体的生理活动和病理变化，对临床尤其是针灸、推拿、按摩、气功等，都起到极其有效的指导作用。

第一节 经络学说的概述

经脉分为经与络，运行气血系脏腑，
上下内外形与窍，感应传导气血活。
经脉分为正经别，再加奇经八脉全，
络脉分为别浮孙，还有脏腑相连属。

一、经络的基本概念

经络是经脉和络脉的总称，是运行全身气血，联络脏腑形体官窍，沟通上下内外，感应传导信息的通路系统，是人体结构的重要组成部分。分为经脉和络脉。经与络有深浅之分，即在皮肉与在身体表浅部位之分，有粗大与细小之分，有纵行为主与纵横交错网络全身之分。

二、经络学说的形成

经络来源于《内经》以前医疗实践经验的积累总结。而《内经》的成书奠定了经络学说和整个中医学理论体系的基础。书中阐述了经络循行线路与相应脏腑的"属络"关系，十二经脉首尾相接而气血在经脉中运行的状况，十二经脉的生理功能及十二经脉标本、根结之间的上下、内外对应的关系，十二经脉和脏腑功能发生异常时所出现的病候。对奇经八脉中冲、任、督三脉的起止、循行路线、生理功能和有关证候及带脉、阴阳维脉、阴阳跷脉等均有论述。共记载了 160 个穴位，并以"骨度"为取穴标准，明确各经脉穴位的主治作用等。

总之，经络学说及针灸是古时人类在劳动与生活中发现、古人在导引性启示的自我体悟以及对穴位主治功用的归纳等基础上不断完善形成的。通过融入阴阳五行理论，后世医家又作书《难经》、《针灸甲乙经》、《铜人腧穴针灸图经》等不断充实、发展而形成现今的经络学说。

三、经络系统的组成

（1）经脉 经络系统的主干，主要有正经、经别、奇经三类。

正经又称"十二正经"或"十二经脉"，包括手三阴经、足三阴经、手三阳经、足三阳经。经别是十二经脉别出的重要分支，又称"十二经别"。起于四肢肘膝以上，具有加强十二经脉中相为表里经脉的联系和补充十二经脉的作用。奇经有八条，即督、任、冲、带、阴跷、阳跷、阴维、阳维脉，合称"奇经八脉"。具有统帅、联络和调节十二经脉中气血的作用。

（2）络脉　是经脉的小分支，有别络、浮络、孙络之分。

（3）连属部分　经络对内连属各个脏腑，对外连于筋肉、皮肤而成为经筋和皮部。

第二节　十二经脉

十二经脉是经络系统的核心组成部分。经络系统的十二经别以及经筋等都是从十二经脉分出，彼此联系，相互配合而协同发挥作用的。

一、十二经脉的名称

十二经脉之名称，手足阴阳脏腑括，
手足位置前中后，再和脏腑相联系，
三阴行于体内侧，太阴厥阴和少阴，
手部循行肺包心，足部循行脾肝肾，
三阳行于体外侧，阳明少阳与太阳，
手部循行大三小，足部循行胃胆膀。

十二经脉循行于上肢或下肢的内侧或外侧，每一经脉又分别隶属一脏或一腑，十二经脉的名称由三部分组成：

手足、阴阳、脏腑。一阴为三阴：太阴、厥阴、少阴；一阳为三阳：阳明、少阳、太阳。以下为十二经脉分类表（见表4-1）：

表 4-1 十二经脉分类

	阴经（属脏）	阳经（属腑）		循行部位（阴经行内侧、阳经行外侧）
手	太阴肺经	阳明大肠经	上肢	前缘
	厥阴心包经	少阳三焦经		中线
	少阴心经	太阳小肠经		后缘
足	太阴脾经	阳明胃经	下肢	前缘
	厥阴肝经	少阳胆经		中线
	少阴肾经	太阳膀胱经		后缘

十二经脉分别为：手太阴肺经、手阳明大肠经、足阳明胃经、足太阴脾经；手少阴心经、手太阳小肠经、足太阳膀胱经、足少阴肾经；手厥阴心包经、手少阳三焦经、足少阳胆经、足厥阴肝经。

二、十二经脉的走向交接规律

十二经脉之循行，起止胸手头足腹，
手三阴经胸走手，手三阳经手走头，
足三阳经头走足，足三阴经足走腹，
阴阳交于四肢末，同名阳经汇头部，
同名阴经胸部接。

1. 十二经脉的走向规律

"手之三阴，从胸走手；手之三阳，从手走头；足之三阳，从头走足；足之三阴，从足走腹。"

2. 十二经脉的交接规律

(1) 相为表里的阴经与阳经在四肢末端交接。

(2) 同名手足阳经在头部交接。

(3) 手足阴经在胸部交接。

三、十二经脉的分布规律

除足阳明胃经外，阴经均行于四肢内侧或躯干的胸腹面，阳经均行于四肢外侧或躯干的背面。手经主要行于上肢，足经主要行于下肢。①手三阳经从手走头，足三阳经从头走足；②阴经行于内侧，阳经行于外侧面；③手三阴经从胸部行于腋下，手三阳经行于肩部和肩胛部。足三阳经则阳明经行于前（胸腹面），太阳经行于后（背面），少阳经行于侧面。足三阴经均行于胸腹面，自内向外依次为足少阴肾经、足太阴脾经和足厥阴肝经。

四、十二经脉的表里关系

十二经脉之表里，即为脏腑之表里，

阳明表里太阴经，少阳表里厥阴经，

太阳表里少阴经，大肠与肺三焦包，

小肠心包胃与脾，肝胆相照膀肾交。

表里经在手足末端交接，阴经属脏络腑，阳经属腑络脏（见表 4-2）。

表 4-2　十二经脉表里关系

表	手阳明 大肠经	手少阳 三焦经	手太阳 小肠经	足阳明 胃经	足少阳 胆经	足太阳 膀胱经
里	手太阴 肺经	手厥阴 心包经	手少阴 心包经	足太阴 脾经	足厥阴 肝经	足少阴 肾经

五、十二经脉流注顺序

> 十二经脉相接行，肺大胃脾心小肠，
>
> 膀肾包交胆肝续，此乃流注之顺序。

十二经脉流注顺序为：手太阴肺经→手阳明大肠经→足阳明胃经→足太阴脾经→手少阴心经→手太阳小肠经→足太阳膀胱经→足少阴肾经→手厥阴心包经→手少阳三焦经→足少阳胆经→足厥阴肝经。

此外，气血在十二经脉按时循行；卫气昼行于阳，夜行于阴等。

六、十二经脉的循行部位

> 正经循行需记清，阳经属脏络腑走，
>
> 阴经属腑络脏行，肺系上肢阴面前，
>
> 大肠食指臂外前，胃经过鼻目上齿，
>
> 脾经大趾腿内中，八寸以上改前行，
>
> 心经行于臂内后，小肠臂背至腹内，
>
> 膀胱睛明头顶下，脊椎两旁各两经，
>
> 肾经足心腿后缘，心包走于臂内中，

三焦上臂外中回，胆头身侧腿外中，

肝经大趾退内前，八寸以上处脾前。

（1）手太阴肺经　起于中焦，下络大肠，还循胃口（下口幽门，上口贲门），通过膈肌，属肺，从肺系（与肺相连的气管、支气管及喉咙等）横行至胸部外上方（中府穴），出腋下，沿上肢内侧前缘下行，过肘窝，入寸口，上鱼际，直出拇指桡侧端（少商穴）。

（2）手阳明大肠经　起于食指桡侧端（商阳穴），经过手背部行于上肢伸侧（外侧）前缘，上肩，至肩关节前缘，项后到第七颈椎棘突下（大椎穴），再向前下行入缺盆（锁骨上窝），进入胸腔络肺，向下通过膈肌下行至大肠，属大肠。

（3）足阳明胃经　起于鼻翼旁（迎香穴），挟鼻上行，左右交会于鼻根部，旁行入目内眦，与足太阳经相交，向下沿鼻柱外侧，入上齿中，出而挟口两旁，环绕口唇，在颏唇沟承浆穴处左右相交，退回沿下颌骨后下缘到大迎穴处，沿颊角上行过耳前，经过上关穴，沿发际，到额前。

（4）足太阴脾经　起于足大趾内侧（隐白穴）沿内侧赤白肉际，上行过内踝的前缘，沿小腿内侧正中线上行，至内踝尖上八寸处，交出足厥阴肝经之前，上行沿大腿内侧前缘，进入腹中，属脾，络胃，向上穿过膈肌，沿食道两旁，连舌本，散舌下。

（5）手少阴心经　起于心中，走出后属心系（心与其他脏腑相连的脉络），向下穿过膈肌，络小肠。直行出腋下（极泉穴），行于上肢内侧后缘过肘至小指桡侧端（少冲穴），交于手太阳小肠经。

（6）手太阳小肠经　起于小指尺侧端（少泽穴），沿手背尺侧上腕部，循行上肢外侧后缘，过肘部，到肩关节后面，绕行肩胛部，交肩上后过大椎穴，再前行入缺盆，深入体腔，络心，沿食道下行，穿过膈肌，到达胃部，下行，属小肠。

（7）足太阳膀胱经　起于目内眦（睛明穴），向上达额部，左右交汇头项部（百会穴）。直行者从头顶出，向后至枕骨处，进颅腔，络脑，出后下行到项部（天柱穴），下行交会于大椎穴，再左右沿肩胛内侧、脊柱两旁下达腰部（肾俞穴），进入脊柱两旁肌肉，深入体腔，络肾，属膀胱。分支脊柱旁开3寸。

（8）足少阴肾经　起于足小趾下，斜行于足心（涌泉穴），处于舟骨粗隆之下，沿内踝后，分出进入足跟部，向上沿小腿内侧后缘，至腘窝内侧，上股内侧后缘入脊内（长强穴），穿过脊柱至腰部，属肾，络膀胱。直行从肾上行，穿过肝和膈肌，进入肺，沿喉咙，到舌根两旁。

（9）手厥阴心包经　起于胸中，出属心包络，向下穿过膈肌，依次络于上、中、下焦。从胸出，沿胸线出胁部，腋下三寸（天池穴），向上至腋窝下，沿上肢内侧中线入肘，过腕部，入掌中（劳宫穴），沿中指桡侧，出中指桡侧端（中冲穴）。

（10）手少阳三焦经　起于无名指尺侧（关冲穴），向上沿无名指尺侧至手腕背面，上行前臂外侧尺、桡骨之前，过肘尖，沿上臂外侧向上至肩部，向前行入缺盆，布于膻中，散络心包，穿过膈肌，依次属上、中、下三焦。

（11）足少阳胆经　起于目外眦（瞳子髎穴），至额角，向下到耳后（完骨穴），再向上行至额部眉上（阳白穴），有向后者之风池穴，沿颈下行肩部，左右交会于大椎穴，分开前行于缺盆。直行者至腋，沿侧胸，过季肋，下行至髋关节（环跳穴）处于与前脉会合，于大腿外侧、膝关节外侧行于腓骨前面，直下至腓骨下端（绝骨穴），浅出外踝之前，沿足背下行，出于足第四趾外侧端（足窍阴穴）。

（12）足厥阴肝经　起于大趾爪甲后丛毛处，向上沿足背至内踝前一寸处（中封穴），向上沿胫骨内缘，在内踝尖八寸交出足太阴脾经之后，上行过膝内侧，沿大腿内侧中线进入阴毛中，绕阴器至小腹，挟胃两旁，属肝，络胆，向上穿过膈肌，分布于胁肋部，沿喉咙的后边，向上进入鼻咽部，上行连接目系，出于额，上行于督脉会于头顶部。

第三节　奇经八脉

奇经八脉之谓奇，因与脏腑无络属，
冲任督带阴阳跷，再加阴维与阳维。

奇经八脉包括督脉、任脉、冲脉、带脉、阴跷脉、阳跷脉、阴维脉、阳维脉。奇经相对于正经而言，由于分布不像十二经脉那样有规律，与五脏六腑没有直接络属关系，无表里关系，有异于十二正经，故称"奇经"。

一、奇经八脉的主要功能

奇经八脉之功能，统帅联系与调节，

补充加强十二经，督脉任脉和冲脉，

各称阴阳十二海，调节气血脑胞髓。

奇经八脉是十二经脉之外的重要经脉，在经络系统中发挥着统帅、联系、调节等作用。

（1）密切十二经脉的联系　与十二经脉相交，加强十二经脉间的联系，补充十二经脉在循行分布上的不足，对其起到分类组合的作用。督脉——阳脉之海；任脉——阴脉之海；冲脉——十二经脉之海；阳跷、阴跷脉——分主一身左右阴阳。

（2）调节十二经脉气血　奇经八脉除任、督脉外不参与十四经气血循行，其他都具有涵蓄和调节十二经气血的作用。蓄以备用和虚而补充。

（3）与某些脏腑关系密切　与脑、髓、女子胞等奇恒之腑以及肾脏等较为密切，如督脉"入颅络脑""行脊中""络肾"；任、督、冲三脉同起胞中，相互交通等。

二、奇经八脉的循行部位和基本功能

奇经八脉之循行，督行人体后正中，

任通人体前中正，冲行下肢腹脊前，

带横腰部维诸经，阴阳跷维各循行，

督脑髓肾经阳海，任主胞胎阴脉海，

冲脉女子经之海，阴阳跷脉下肢睑，

阴维阳维系全身。

督脉行于人体后正中线；任脉行于人体前正中线；冲脉行于腹部、下肢及脊柱前；带脉横行腰部；阳跷脉行于下肢外侧、腹部、胸后及肩、头部；阴跷脉行于下肢内侧、腹胸及头目；阳维脉行于下肢外侧、肩和头项；阴维脉行于下肢内侧、腹部和颈部。除带脉均自下而上循行，无表里关系，带脉、督脉、任脉仅一条而单行。

（1）督脉　行于人体后正中线。

① 循行部位起于胞中，下出会阴，沿脊柱里面上行，至项后风府穴处进入颅内，络脑，并由项沿头部正中线，经头顶、额部、鼻部、上唇，到上唇系带处。

② 基本功能：a. 调节阳经气血，为"阳脉之海"。其经多次与足三阳经与阳维脉交会，起到联系调节作用。b. 反映脑、髓和肾的功能。督行脊里，入络于脑，与脑髓关系密切。

（2）任脉　行于人体前正中线。

① 循行部位：起于胞中，下出会阴，沿阴阜，沿腹部和胸部正中线上行，至咽喉，上行至下颌部，环绕口唇，沿面颊，分行至目眶下。

② 基本功能：a. 调节阴经气血，为"阴脉之海"。行于腹正中线，多次与足三阴经及阴维脉交会。b. 任主胞胎。任脉起于胞中，与女子月经来潮及妊养、生殖功能有关。

（3）冲脉　行于腹部、下肢及脊柱前。

① 循行部位：起于胞中，下出会阴，从气街部起于足少阴经相并，挟脐上行，散布于胸中，再向上行，经喉，环绕口唇，到目眶下。

② 基本功能：a. 调节十二经气血，为"十二经脉之海"。其循行使其为一身气血之要冲，故能"通受十二经气血"。b. 与女子月经及孕育功能有关。女子月经来潮及孕育，皆以血为基础，冲脉起于胞中，分布广泛，为"十二经脉之海"，又为"血海"。

（4）带脉　横行腰部。

① 循行部位：起于季肋，斜向下行到带脉穴，绕身一周，绕行于腰腹部。并于带脉穴处再向前下方沿髂骨上缘斜行到少腹。

② 基本功能：a. 约束纵行诸经；十二经脉与奇经中其余七经均纵行而受带脉约束。b. 主司妇女带下。"夫带下皆是虚证，而以带名者，因带脉不能约束而有此病。"

（5）阴跷脉和阳跷脉　①主司下肢运动。从下肢内、外侧分别上行头面，具有交通一身阴阳之气和调和肢体肌肉运动的功能。②司眼睑开合。阴阳跷脉交会于目内眦，阳跷主一身左右之阳，阴跷主一身左右之阴。

（6）阴维脉和阳维脉　维系全身经脉。阴维阳维脉分别与足三阴经或与足三阳经相交会，并最后合于任脉或督脉。

第四节　经别、别络、经筋

一、经别

正经别道奇形出，成为经别深躯部，
循行头部及胸腹，特点离合与出入，

正经表里成六合，沟通头面四肢部，
足阴足阳与心功。

别行的正经。十二经别是从十二经别行分出，深入躯体深部，循行于胸腹及头部的重要支脉。循行特点主要是"离、合、出、入"。十二经别分手足三阴、三阳共组成六对，称为"六合"。

1. 生理机能

（1）加强十二经脉表里两经在体内的联系　十二经脉表里两经关系密切，于体腔内并行，浅出体表时，阴经经别又都合于阳经经别，注入体表阳经，进而加强了十二经脉表里关系。

（2）加强体表与体内、四肢与躯干的向心性联系　十二经别一般都是从十二经脉四肢部分分出，进入体内后又都成向心性运行，这对扩大经络的联系以及加强由外向内的信息传递，起到重要作用。

（3）加强了十二经脉和头面部的联系　"十二经脉，三百六十五络，其血气皆上于面而走孔窍"。

（4）扩大十二经脉的主治范围　十二经脉的循行，使十二经脉的分布和联系的部位更加周密，从而也扩大了十二经脉的主治范围。

（5）加强足三阴、足三阳经脉与心脏的联系　足三阴、足三阳的经别上行经过腹、胸，除加强腹腔内脏腑的表里联系外，又都与胸腔内的心脏相联系。

2. "六合"包括

足太阳与足少阴经别（一合）、足少阳与足厥阴经别

（二合）、足阳明与足太阴经别（三合）、手太阳与手少阴经别（四合）、手少阳与手厥阴经别（五合）手阳明与手太阴经别（六合）。

二、别络

> 别络加强表里经，统一人体前后侧，
>
> 统帅络脉养全身，正经各有一分络，
>
> 再加任督脾大络。

从经脉分出的支脉，大多分布于体表。别络有十五条，即十二经脉各有一条，加之任脉、督脉的别络和脾之大络。另外加胃之大络，也可称为十六别络。其生理功能是：①加强十二经脉表里两经在体表的联系。因为阴经的别络走向阳经而阳经的别络走向阴经；②加强人体前、后、侧面统一联系，统帅其他络脉。原因是十二经脉的别络，其脉气汇集于十二经脉的"络穴"；③渗灌气血以濡养全身。包括十五别络：手太阴别络、手阳明别络、足阳明别络、足太阴别络、手少阴别络、手太阳别络、足太阳别络、足少阴别络、手厥阴别络、手少阳别络、足少阳别络、足厥阴别络、督脉别络、任脉别络、脾之大络。

三、经筋

> 经筋多附骨与节，约束骨骼司运动，
>
> 十二正经各一筋，故称十二之经筋。

十二经脉之气结、聚、散、络于筋肉、关节的体系，又称"十二经筋"，受十二经脉气血的濡养和调节。其生理功能：多附于骨和关节，具有约束骨骼，主司关节运动的功能。包括十二经筋：足太阳经筋、足少阳经筋、足阳明经筋、足太阴经筋、足少阴经筋、足厥阴经筋、手太阳经筋、手少阳经筋、手阳明经筋、手太阴经筋、手厥阴经筋、手少阴经筋。

第五节　经络的生理功能和应用

一、经络的生理功能

> 经络作用要记明，沟通脏腑体表窍，
>
> 经脉之间也相通，运输渗灌感应导，
>
> 调节作用是本功。

十二经脉为主体的经络系统，具有沟通联系、感应传导及运输、调节等基本生理功能。

1. 沟通联系作用

（1）脏腑与体表的联系　"夫十二经脉者，内属于脏腑，外络于肢节。"

（2）脏腑与官窍之间的联系　"十二经脉，三百六十五络，其气血皆上于面而走空窍。"

（3）脏腑之间的联系　十二经脉中，每一脉都分别属络一脏和一腑，如手太阴经属肺络大肠，手阳明经属大肠络肺。还联系多个脏腑，如足少阴肾经，还挟胃、注肺中。

（4）经脉之间的联系　十二经脉有一定的衔接和流注规律，除首尾相接如环无端外，还有许多交叉和交会。

2. 运输渗灌作用

"经脉者，所以行血气而营阴阳，濡筋骨，利关节者也。"

3. 感应传导作用

指经络具有感应及传导针灸或其他刺激等各种信息的作用。对经穴刺激引起的感应及传导，通常称为"得气"。机体中每时每刻都有许多生命信息的发出、交换和传递，这都依赖经络系统的感应传导作用。

4. 调节作用

经络系统通过其沟通联系、运输渗灌气血作用及其经气的感受和负载信息的作用，对各脏腑形体官窍的功能活动进行调节，使人体复杂的生理功能相互协调，维持阴阳动态平衡状态。如：针刺足阳明胃经的足三里穴，可以调节胃的蠕动与分泌功能，当胃功能低下时给予刺激，可使胃的收缩加强，胃液浓度增加；当胃处于亢奋状态给予刺激，则可引起抑制性效应。

二、经络学说的应用

经络学说应用广，阐释病理表里传，
指导诊断循分经，指导治疗针推药。

经络学说可以说明人体功能，阐释疾病病理变化，指导疾病诊断与治疗方面。

1. 阐释病理变化

（1）外邪由表传里的途径　由于经络内属于脏腑，外布于肌表，因此当机体受到病邪侵袭时，可通过经络由表及里，由浅入深，低次向里传变而波及脏腑。

（2）体内病变反映于外的途径　由于内在脏腑与外在形体、官窍之间，通过经络密切相连，故脏腑病变可通过经络的传导反映于外。

（3）脏腑病变相互传变的途径　由于脏腑之间有经脉相互联系，所以一脏腑的病变可以通过经络传到另一脏腑。

2. 指导疾病的诊断

（1）循行诊断　即根据疾病表现的症状和体征，结合经络循行分布部位及其属络脏腑进行诊断。

（2）分经诊断　即根据病变所在部位，详细区分疾病所属经脉进行诊断。

3. 指导疾病的治疗

（1）指导针灸推拿治疗　针灸、推拿疗法，是以经络学说作为理论基础的常用治病及保健方法。

（2）指导药物治疗　中药口服和外用治疗，是以经络为通道，以气血为载体，通过经络的传输，到达病所而发挥治疗作用的。

第五章 体 质

第一节 体质学说概述

一、体质的基本概念

> 体质乃为人特性，本于遗传与获得，
> 形态功能心理殊，决定病变与转归，
> 相对稳定又可变，普遍存在个体中。

体质是指人类个体在生命过程中，由遗传性和获得性因素所决定的表现在形态结构、生理功能和心理活动方面综合的相对稳定的特性。

二、体质的构成

1. 形态结构的差异性

形态结构包括外部形态结构和内部形态结构，外部形态结构是体质的外在表现，内部形态结构是体质的内在基础。形态结构在内部结构完好、协调的基础上，主要通过身体外形体现出来。外部形态结构包括体表形态、体格、体型。

（1）体表形态　是指个体外观形态的特征，包括体格、体型、体重、性征、体姿、面色、毛发、舌象、脉象等。

（2）体格　是指反映人体生长发育水平、营养状况和锻炼程度的状态。

（3）体型　是指身体各部位大小比例的形态特征。

2. 生理功能的差异性

人体的生理功能是其内部形态结构完整性和协调性的反映，人体生理功能的差异，反映了脏腑功能的强弱，涉及到人体消化、呼吸、血液循环、水液代谢、生长发育、生殖、感觉运动、精神意识思维等各方面功能的强弱差异。

3. 心理特征的差异性

心理是指客观事物在大脑中的反映，是感觉、知觉、情感、记忆、思维、性格、能力等的总称。生理和心理有内在的相关性。某种特定的形态结构总是表现为某种特定的心理倾向。如《灵枢·阴阳二十五人》言具有"圆面、大头、美肩背、大腹、美股胫、小手足、多肉、上下相称"等形态特征的土型人，多表现为"安心、好利人、不喜权贵、善附人"等心理特征。

三、体质的标志

1. 体质的评价指标

（1）身体的形态结构状况　包括体表形态、体格、体型、内部的结构和功能的完整性、协调性。

（2）身体的功能水平　包括机体的新陈代谢和各器官、系统的功能。

（3）身体的素质及运动能力水平　包括速度、力量、耐力、灵敏性、协调性及走、跳、跑、投、攀越等身体的基本活动能力。

（4）心理的发育水平 包括智力、情感、行为、感知、个性、性格、意志等方面。

（5）适应能力 包括对自然环境、社会环境和各种精神心理环境的适应能力及对病因、疾病损害的抵抗、调控、修复能力。

2. 理想健康体质的标志

> 面色红润眼有神，毛发润泽肌肤充，
> 声洪齿坚耳聪敏，体格强健形体美，
> 胖瘦适宜脉和缓，动作灵活精力盛，
> 情绪稳定意志强，处事积极能应变，
> 健康体质是根基。

四、体质的特点

① 体质是人体身心特性的概括。
② 体质具有普遍性、全面性和复杂性。
③ 体质具有稳定性和可变性。
④ 体质具有连续性和可预测性。

第二节　体质的生理学基础

一、体质与脏腑经络及精气血津液的关系

脏腑、经络的结构变化和功能盛衰，以及精气血津液

的盈亏都是决定人体体质的重要因素，体质将脏腑精气阴阳之偏颇通过形态、功能、心理的差异性表现出来，实际上就是脏腑经络、形体官窍固有素质的总体体现。

二、影响体质的因素

> 影响体质因素多，禀赋年龄与性别，
> 饮食劳逸和情志，地理疾病针药致。

1. 先天禀赋

先天禀赋是体质形成的基础，是人体体质强弱的前提条件。父母的生殖之精结合形成胚胎，禀受于母体气血的滋养而不断发育，从而形成了人体，这种形体结构是体质在形态方面的雏形。因此，父母生殖之精的盈亏盛衰和体质特征决定着子代禀赋的厚薄强弱，影响其体质，父母体内阴阳的偏颇和功能活动的差异，可使子代也有同样的倾向性。

2. 年龄因素

体质是一个随着个体发育的不同阶段而不断演变的生命过程，某个阶段的体质特点与另一个阶段的体质特点是不同的。

3. 性别差异

由于男女在遗传性征、身体形态、脏腑结构等方面的差别，相应的生理功能、心理特征也就有差异，因而体质上存在着性别差异。

4. 饮食因素

饮食物各有不同的成分或性味特点，而人之五脏六腑，各有所好。脏腑之精气阴阳，需五味阴阳和合而生。长期的饮食习惯和固定的膳食品种质量，日久可因体内某些成分的增减等变化而影响体质。

5. 劳逸所伤

过度的劳作，则易于损伤筋骨，消耗气血，致脏腑精气不足，功能减弱，形成虚性体质。而过度安逸，长期养尊处优，四体不勤，则可使气血流行不畅，筋肉松弛，脾胃功能减退，形成痰瘀型体质。

6. 情志因素

长期强烈的情志刺激，持久不懈的情志活动，超过了人体的生理调节能力，可致脏腑精气的不足或紊乱，给体质造成不良影响。常见的气郁型体质多由此引起。

7. 地理因素

不同的地理特征包括地壳的物理性状、土壤的化学成分、水土性质、物产及气候条件等特征。这些特征影响着不同地域人群的饮食结构、居住条件、生活方式、社会民俗等，从而制约着不同地域生存的不同人群的形态结构、生理功能和心理行为特征的形成和发展。同时人类具有适应性，由于自然环境条件不同，人类各自形成了与其生存环境条件相协调的自我调节机制和适应方式，从而产生并形成了不同自然条件下的体质特征。

8. 疾病针药及其他因素

一般来说，疾病改变体质多是向不利方面变化，但患某些疾病（如麻疹、痄腮）之后，还会使机体具有相应的免疫力。药物针灸运用得当，可以纠正体质偏颇，运用不当会损害体质。

第三节　体质的分类

一、体质的分类方法

　　体质的分类方法是认识和掌握体质差异性的重要手段。中医学的体质分类是以藏象及精气血津液理论为理论基础而进行的。观察角度、分类方法不同，对体质划分的类型、命名方法也有所不同。

二、常用体质分类及其特征

1. 阴阳平和质

　　　　胖瘦适中身体壮，皮肤明润目有神，
　　　　食量适中二便调，精力充沛睡眠好，
　　　　反应灵活思维敏，适应外界脉象和，
　　　　此乃阴阳平和质，健康长寿要靠它。

2. 偏阳质

　　　　阳气偏亢偏阳质，形体适中或偏瘦，
　　　　面色偏红或苍黑，消化吸收功能强，
　　　　大便易干小便黄，畏热喜冷易出汗，
　　　　唇舌偏红苔薄黄，性格外向又好胜，
　　　　反应灵敏精力旺，急躁易怒性欲强。

3. 偏阴质

　　　　阳气偏弱偏阴质，形体适中或偏胖，

面色偏白无光泽，食量偏少消化弱，
畏寒喜热体温低，性格内向喜安静，
动作反应均较慢，胆小易惊性欲差。

第四节　体质学说的应用

一、说明个体对某些病因的易感性

体质因素决定了个体对某些病邪的易感性、耐受性。偏阳质者易感受风、暑、热之邪而耐寒。偏阴质者易感受寒湿之邪而耐热，感受寒邪后亦易入里，常伤脾肾之阳气；感受湿邪最易困脾，外湿引动内湿而为泄泻水肿。

二、阐释发病原理

体质强弱决定着发病与否及发病情况。体质强壮者，正气旺盛，抗病力强，邪气难以侵入致病；体质羸弱者，正气虚弱，抵抗力差，邪气易于乘虚而入而发病。发病过程中又有因体质的差异，或即时而发，或伏而后发，或时而复发，且发病后的临床证候类型也因人而异。

三、解释病理变化

体质因素决定病机的从化。如同为风寒之邪，偏阳质得之易从阳化热，偏阴质者得之易从阴化寒。同为湿邪，阳热之体得之，易从阳化热而为湿热之候；阴寒之体得之，易从阴化寒而为寒湿之证。

体质因素决定疾病传变。体质主要从两个方面对疾病的传变发生作用：一是通过影响正气的强弱，决定发病和影响传变；二是通过决定病邪的"从化"而影响传变。

四、指导辨证

体质是证候形成的内在基础，是同病异治，异病同治的生理基础。由于体质的特殊性决定着发病后临床证候类型的倾向性，证候的特征中包含着体质的特征，故临床辨证要特别重视体质因素，将判别体质状况视为辨证的前提和依据。

五、指导治疗

（一）区别体质特征而施治

治疗时常以患者的体质状态作为立法处方的依据。如面色白而体胖，属阳虚体质者，感受寒湿阴邪，易从阴化寒化湿，当用附子、肉桂、干姜等大热之品以温阳祛寒或通阳利湿；面色红而形瘦，属阴虚体质者，内火易动，若同感受寒湿阴邪，反易从阳化热伤阴，治宜清润之品。

（二）根据体质特征注意针药宜忌

1. 注意药物性味

体质偏阳者宜甘寒、酸寒、咸寒、清润、忌辛热温散、苦寒沉降；体质偏阴者宜温补益火，忌苦寒泻火；素体气虚者宜健脾芳化，忌阴柔滋补；湿热质者宜清热利湿，忌滋补厚味；瘀血质者，宜疏利气血，忌固涩收敛等。

2. 注意用药剂量

不同的体质对药物的反应不同，如大黄泻下通便，有人服用 9g 即足以通便泻下，有人服用至 18g 仅见大便转软。一般而言，体质强壮者，对药物耐受性强，剂量宜大，用药可峻猛；体质瘦弱者，对药物耐受性差，剂量宜小，药性宜平和。

3. 注意针灸宜忌

体质不同，针灸治疗后的疼痛反应和得气反应有别。一般体质强壮者，对针石、火炳的耐受性强，体质弱者，耐受性差；肥胖体质者，多气血迟涩，对针刺反应迟钝，进针宜深。

（三）兼顾体质特征重视善后调理

疾病善后调理要兼顾体质特征，如体质偏阳者初愈，慎食狗肉、羊肉、桂圆等温热及辛辣之味；体质偏阴者大病初愈，慎食龟鳖、熟地等滋腻之物和五味子、乌梅等酸涩收敛之品。

六、指导养生

中医养生方法主要有顺时摄养、调摄精神、起居有常、劳逸适度、饮食调养及运动锻炼等，无论在哪一方面的调摄，都应兼顾体质特征。

第六章 病 因

　　凡能致病即病因，六气疠食与七情，
　　劳逸努伤跌仆兽，以及失治与先天，
　　此外因果可互化，痰瘀结石化果因。

　　病因学说，是研究病因的概念、形成、致病特点及其所致病证临床表现的理论。凡能导致疾病发生的原因，即为病因。病因种类繁多，六气异常、疠气传染、七情内伤、饮食失宜、劳逸失度、持重努伤、跌仆金刃、外伤及虫兽所伤等，以及医药失当和先天因素等。然而原因和结果是相互作用的，在某一病理阶段是结果的，在另一阶段则可能成为新的致病因素，又称继发性病因。如痰饮、瘀血、结石等。

第一节 六 淫

　　正虚邪盛生六淫，风寒暑湿燥火因，
　　气血阴阳各自病，概念特点要分清。

　　外感病因之一，当自然界气候异常变化，或人体抵抗力下降时，正常的六气变为六淫而侵害人体，导致外感病的发生。

一、六淫的概念及共同致病特点

风寒暑湿燥火因，正虚邪盛成六淫，

外感季节地域兼，此是六淫需记清。

1. 概念

六淫，即风、寒、暑、湿、燥、火（热）六种外感病邪的统称。在正常情况下，风寒暑湿燥火是自然界六种不同的气候变化，是万物生长化收藏和人体赖以生存的必要条件。当六气的变化超过人体适应能力或人体抵抗力下降时，六气则成为病因，即成为六淫。自然界气候变化的异常与否是相对的，一是与该地区常年同期气候变化相比的异常气候；二是人体正气的强弱及调节适应能力。

2. 六淫的共同致病特点

（1）外感性　六淫致病，多从肌表、口鼻而入，或两者同时受邪，故又称"外感病"。

（2）季节性　六淫致病有明显的季节性。如春季多风病，夏季多暑病，长夏多湿病，秋季多燥病，冬季多寒病，故又称"时令病"。

（3）地域性　六淫与生活、工作的区域环境密切相关。如西北多燥病，东北多寒病、江南多湿热；久居潮湿环境多湿病；长期高温环境作业者，多燥热火邪为病等。

（4）相兼性　六淫可单独致病，也可两种以上同时侵犯人体而为病。如风热感冒、暑湿感冒、湿热泄泻等。

二、六淫各自的性质和致病特征

风为阳邪善变动，寒性收引凝滞强，

湿性重浊趋下体，燥性干涩伤肺脏，

火扰神气血燔上，暑邪同火挟湿伤。

六淫各自的性质和致病特征，主要是运用类比和演绎的思维方法，即自然界之气象、物象与人体临床表现相类比，经过反复临床实践的验证，不断推演、归纳总结出来的。

（一）风邪

百病之长为风邪，其性为阳袭阳位，

轻扬开泄性主动，善行数变无定处。

1. 风邪的基本概念

凡致病具有善动不居、轻扬开泄等特性的外邪，称为风邪。

2. 风邪的性质和致病特征

① 风为阳邪，轻扬开泄，易袭阳位。具有轻扬、生发、向上、向外的特性，属阳邪，易侵袭人体上部、阳位、肌表，即"伤于风者，上先受之"。

② 风性善行而数变。风性善动不居，游移不定，以及风邪致病变幻无常，发病迅速。如行痹、风痹之游走不定和风疹（荨麻疹）之疹块此起彼伏、时隐时现、发无定处。同时风邪外感病一般发病急骤、传变较快，如中风致

口眼㖞斜等。

③ 风性主动。风邪致病具有动摇不定的特征。常见肌肉抽搐，或眩晕、振颤、颈项强直、角弓反张、两目上视等，如中风。

④ 风为百病之长。一指风邪兼他邪合而伤人，为外邪致病的先导，如外感风寒、风热、风燥等；二指风邪袭人致病最多，四季常在，表里内外均可遍及。

（二）寒邪

寒为阴邪伤阳气，凝滞收引为其性。

1. 寒邪的基本概念

凡致病具有寒冷、凝结、收引特性的外邪，称为寒邪。多发于冬季，同时气温骤降、涉水淋雨、汗出当风、空调过凉亦为重要病因。另外，寒邪侵入称为外寒病证；寒客肌表，郁遏卫阳者，称"伤寒"；寒邪直中于里，伤及脏腑阳气者，称"中寒"。

2. 寒邪的性质和致病的特征

① 寒为阴邪，易伤阳气。寒邪侵袭机体，阳气本可振奋抗之，但当寒邪过盛时，反为寒邪所侵害。有实寒与虚寒之分。

② 寒性凝滞。寒邪侵袭，易使气血津液凝结、经脉阻滞。人体气血津液全赖一身阳和之气温煦推动，寒邪伤阳，阳气损伤，不通则痛。因寒而痛，一是明显的受寒原因；二是其痛得温则减，遇寒加重。

③ 寒性收引。寒邪侵袭人体，可使气机收敛，腠理、

经络、筋脉收缩而挛急。"寒客脉外则脉寒，脉寒则缩蜷，缩蜷则脉绌急，绌急则外引小络，故猝然而痛。"

（三）湿邪

湿为阴邪伤阳气，重浊黏滞遏气机，

湿性趋下袭阴位，隐缓反复按湿医。

1. 湿邪的基本概念

湿为重浊有质之邪，属阴，其性黏腻、停滞、弥漫，其侵入多隐缓不绝，导致多种病变。

2. 湿邪的性质和致病特征

① 湿为阴邪，易损伤阳气，阻遏气机。湿与水同类，故为阴邪。阴邪侵入，机体阳气抗争，故易伤阳气。脾主运化水液，性喜燥而恶湿，故外感湿邪，常以困脾，致脾阳不振，运化无权，从而使水湿内生、停聚，发为泄泻、水肿、尿少等。另外，湿易留滞脏腑经络，阻遏气机，如上焦之胸膈满闷、中焦之脘痞腹胀与食欲不振、下焦之小便淋涩不畅与小腹胀满。

② 湿性重浊。重，有沉重感为特征的临床表现。如头身困重、四肢酸楚沉重等。湿阻关节之"湿痹""着痹"；浊，即秽浊不清，如浊在上则面垢，在大肠则大便溏泻、下痢脓血，下注则小便混浊、妇女白带过多，在肌肤则见湿疹浸淫流水等。

③ 湿性黏滞。一是症状的黏滞性，如排泄物和分泌物的滞涩等；二是病程的缠绵性，如起病隐缓，病程较长、反复发作等。

④ 湿性趋下，易袭阴位。湿为阴邪，人体下部亦为阴邪，同类相求，故湿性趋下为病。如水肿、湿疹等以下肢多见。同理，寒邪亦可伤及下部。

（四）燥邪

燥邪干燥伤津液，肺为娇脏易伤之。

1. 燥邪的基本概念

凡具有干燥、收敛等特性的外邪，称为燥邪。燥为秋季的主气。秋季收敛，其气清肃，气候干燥，失于水分滋润。燥气伤人，多从口鼻而入，首犯肺卫，发为外燥病证。初秋燥兼夏末之余热，为温燥；深秋燥兼近冬之寒气，为凉燥。

2. 燥邪的性质和致病特征

① 燥性干涩，易伤津液。燥邪为干涩之病邪，易伤津液，出现各种干涩、涩滞之症，如口鼻干燥、咽干口渴、皮肤干涩、甚则皲裂、毛发不荣、小便短少、大便干结。

② 燥易伤肺。肺为娇脏，喜清润而恶燥。肺主气司呼吸，外合皮毛，开窍于鼻，直接与外界相通，故燥邪多从口鼻而入，伤及肺津，影响宣降，甚或伤及肺络，出现干咳少痰，或痰黏难咳，或痰中带血，甚则喘息胸痛等。肺与大肠相表里，又有大便干涩不畅等症。

（五）火（热）邪

火与热邪为阳性，燔灼趋上心不宁，
伤津耗气动风血，痈肿疮疡一并行。

1. 火（热）邪的基本概念

凡具有炎热、升腾等特性的外邪，称为火热之邪。火热旺于夏季，无明显的季节性，不受季节气候限制。火热之为病，称为外感火热病证或外火证。

2. 火热之邪的性质和致病特征

① 火热为阳邪，其性燔灼趋上。阳邪侵入，邪气亢盛则致人体阳气病理性偏亢，"阳盛则热"，为实热证；火性趋上，火热之邪易侵害人体上部。

② 火热易扰心神。火热与心相通应，入于营血，影响心神。如心烦失眠，甚则狂躁、神昏、谵语。

③ 火热易伤津耗气。热淫于内，一者迫津外泄，气随津泻而致津亏气耗；再者，直接消灼煎熬津液，耗伤人体阴气，热盛伤阴。

④ 火热易生风动血。生风，指火热之邪燔灼肝经，津耗失养，肝风内动之病证，又称"热极生风"，如高热、神昏、谵语、四肢抽搐、角弓反张等。动血，指火热入血脉，迫血妄行，引起各种出血症。

⑤ 火热易致疮痈。邪入血分，聚于局部，腐蚀血肉，发为痈肿疮疡，以红肿热痛为主症。

（六）暑邪

暑为火热之邪化，炎热升散处于夏，

多与湿邪同为病，湿去热孤为治法。

1. 暑邪的基本概念

凡夏至之后，立秋之前，致病具有炎热、升散特性的外邪，称为暑邪。暑乃夏季的主气，为火热之气所化，有明显的季节性，主要发生于夏至与立秋之间。有伤暑和中暑之别，前者起病缓、病情轻，后者发病急、病情重。

2. 暑邪的性质和致病特性

① 暑为阳邪，其性炎热。暑为盛夏火热之气所化，为阳邪。暑邪伤人多表现阳性症状，如高热、心烦、面赤、脉洪大等。

② 暑性升散，扰神伤津耗气。暑为阳邪，其性升发，故易上扰心神，或侵犯头目。又可致腠理开泄多汗。多见心烦、目眩、乏力，甚至昏仆。

③ 暑多挟湿。暑季气候炎热，且常多雨潮湿，热蒸湿动，水气弥漫，故暑多挟湿。临床症状除暑热病证外，兼见四肢困倦、胸闷呕恶、大便溏泄不爽等。如夏季感冒，治疗当用"湿去热孤"之法。

第二节 疠 气

疠气有别于六淫，传染强烈易流行，
自然变化与社会，途径多种异气病。

疠气是有别于六淫而具有强烈传染性的外感病邪。自然环境变化剧烈时，疠气易产生流行，侵入发为疫疠病。

一、疠气的基本概念

疠气是一类具有强烈致病性和传染性的外感病邪。又称"疫毒""疫气""异气""疠气""毒气""乖戾之气"

等。可通过空气，经口鼻传染；也可随饮食、虫兽咬伤、皮肤接触等传染。疠气侵人，导致多种疫疠病，又称疫病、瘟病或瘟疫病。

二、疠气的致病特点

疠气急骤病危笃，传染流行口皮（鼻）入，

一气一病症相同，此是特征须记住。

（1）发病急骤，病情危笃　疠气多属热毒之邪，其性急速，且常挟毒雾、瘴气等秽浊之邪侵犯人体，故比六淫更显发病急骤，来势凶猛，变化多端，病情险恶。"患者朝发夕死，重者顷刻而亡"。

（2）传染性强，易于流行　疠气具有强烈的传染性和流行性，可通过多种途径传播。当身处流行地域，无论男女老少，体质强弱，凡触之者，多可发病。

（3）一气一病，症状相似　疠气作用于脏腑组织器官，发为何病，具有一定的特征性，临床表现也基本相似。并且对机体有选择性，在特定部位产生病证，随疠气种类而异。"一气致一病"和"众人之病相同"。

三、影响疠气产生的因素

影响疠气因素多，气候环境之过错，

预防不当社会因，产生疠气热毒火。

影响疠气产生的因素有多种，主要有气候反常变化、环境卫生不良、预防措施不当和社会因素等。气候如久旱、洪涝、瘴气等；环境如水源、空气、食物污染等；预防如隔离不力等；社会如战乱、动荡、贫困等。

第三节　七情内伤

七情内伤，是引起脏腑精气功能紊乱而致疾病发生或诱发的一类病因。七情内伤致病，引起直接损伤内脏精气，故可导致或诱发多种情志病和身心疾病。

喜怒忧思悲恐惊，本是正常人七情，

太过不足体虚时，变为七情内伤身，

脏腑精气育七情，七情失调反伤之。

一、七情的基本概念

七情，指喜、怒、忧、思、悲、恐、惊七种正常的情志活动，使人体的生理和心理活动对内外界环境变化产生的情志反应。七情内伤，指由喜、怒、忧、思、悲、恐、惊七种引发或诱发疾病的情志活动。由于七情的太过或不足以及人体正气虚弱时，七情成为病因，称为七情内伤。

二、七情与内脏精气的关系

情志活动由脏腑精气应答外界环境而产生，故情志活动与五脏关系最密切。一方面，情志是内在脏腑精气盛衰、藏泄以及气血运行的外在表现，如"肝在志为怒、心在志为喜，脾在志为思，肺在志为忧，肾在志为恐"等。另外，外在环境变化过于强烈，情志过激或持续不解，又可导致脏腑精气阴阳的功能失常。如大喜大惊伤心，大怒郁怒伤肝，过度思虑伤脾，过度恐惧伤肾等。其中，因心主神明与肝主疏泄，故心与肝对七情有更为重要的作用。

三、七情内伤的致病特点

七情直接伤内脏，影响脏腑之气机，

最易发为情志病，病情善恶受影响。

七情可由生活工作环境剧变、人际关系不良及内脏精气盈亏等引起失常，包括两方面：导致疾病发生或诱发疾病；影响病情发展与转归。

（1）直接伤及内脏

① 七情损伤相应之脏心——喜、惊；肝——怒；脾——思；肺——悲、忧；肾——恐；其中太过或不足均可伤及相应脏器。

② 七情首先影响心神。七情过激伤人发病，首先作用于心神，然后影响脏腑。

③ 数情交织，多伤心肝脾。七情可单独伤人，也可交织伤人，如忧思、郁怒、惊喜等。可损及单脏或数脏。另外，七情内伤多损伤心肝脾三脏。

④ 易损伤潜病之脏腑。潜病，指已经发生存在但无明显临床症状的病证。例如曾患胸痹、真心痛等患者，虽临床症状已消失，但一有情志刺激，最易首先复发。

（2）影响脏腑气机 "怒则气上，喜则气缓，悲则气消，恐则气下，惊则气乱。"

（3）多发为情志病证 ①因情志刺激而发的病证，如郁证、癫、狂；②因情志刺激而诱发的病证，如胸痹、真心痛、眩晕；③其他原因所致但具有情志异常表现的病证，如消渴、恶性肿瘤、慢性肝胆疾病等，大都有情志异常并随情绪变化。

（4）七情变化影响病情　一是有利于康复；二是诱发疾病发作或加重病情。

第四节　饮食失宜

饮食失宜有三类，饮食偏嗜与节洁，
过饥过饱无节制，进食不洁使病生，
饮食偏嗜分三种，寒热五味与食类。

饮食为人体后天精微来源，但要有一定节制。

一、饮食不节，饮食不适度

（1）过饥　一方面，因气血亏虚而脏腑失养，功能活动衰退，全身虚弱；另一方面，又因正气不足，抵抗力弱，易招致外邪入侵，继发其他疾病。另外还可以导致其他胃部及身心疾病。小儿过饥影响发育。

（2）过饱　可导致"食积"内生，日久损伤脾胃，聚湿、化热、生痰等。另外大病初愈过饱可使疾病复发。小儿过饱可致"疳积"。

二、饮食不洁

由于缺乏良好卫生习惯，进食陈腐变质或被疫毒寄生虫等污染食物所致，多引发肠胃功能紊乱疾病、寄生虫病甚至食物中毒。

三、饮食偏嗜

特别喜好某种性味食物可使人体阴阳失调，或某些营养缺乏而导致疾病。

（1）寒热偏嗜 偏食生冷寒凉之品，久易耗伤脾胃阳气，导致寒湿内生；偏食辛温燥热饮食，可使肠胃积热，或酿成痔疮等；若嗜酒，就易聚湿、生痰、化热而致病。

（2）五味偏嗜 酸苦甘辛咸五味有不同作用，并各自与五脏有一定的亲和性。因而偏嗜五味，可使五脏失调而致病。

（3）食类偏嗜 专食或厌恶某种类食物，或膳食中缺乏某种食物等，久可治病。如瘿瘤、佝偻病、夜盲等。另外肥甘厚味等也可致病。

第五节　劳逸失度

劳逸掌握要适度，过劳过逸都致病，
过劳有三房力神，过逸有二体与脑。

劳与逸事是人体健康必要条件，如失度，可导致脏腑经络及精气血津液神失常而致病。

一、过劳

（1）劳力过度——"形劳" 一为过度劳累而耗气，

损伤内脏精气，导致脏气虚少，功能减退；二是劳力过度而劳伤筋骨。劳力易伤肺脾。

（2）劳神过度——"心劳"　心藏神，脾主思，血为神志基础。故劳神易耗心血，损伤脾气。

（3）房劳过度——"肾劳"　房劳太过、手淫恶习或妇女早孕多孕等耗伤肾精肾气。

二、过逸

包括体力及脑力的过度安逸可导致脏腑经络气血失调而致各种疾病。一是安逸少动，气机不畅；二是阳气不振，正气虚弱；三是长期用脑过少，阳气不振，可致神衰。

第六节　病理产物

病因含有病产物，包括痰饮瘀血石，
本是病邪成病因，继发内生皆称之。

病理产物包括痰饮、瘀血、结石，称为"继发性病因"或"内生有形实邪"。

一、痰饮

痰饮稠浊与清稀，分为有形无形理，
外感七情食成因，致病特点要牢记，
阻滞气血梦心神，影响水液病多形。

水液代谢障碍所形成的病理产物。稠浊者称痰，清稀者称饮。分有形无形之痰：可见可闻的痰液为有形；只见征象，不见形质之痰病为无形。

1. 痰饮的形成

外感六淫、七情内伤、饮食不节等，导致脏腑功能失调，气化不利，水液代谢障碍，水液停聚形成。与肺脾肾肝及三焦有较大关系。

2. 痰饮的致病特点

一旦产生，可随气机流窜全身，外而经络、肌肤、筋骨，内而脏腑。

（1）阻滞气血运行　痰为有形之邪，可随气流行，停滞于经脉、脏腑，阻滞气机，妨碍气血。

（2）影响水液代谢　痰饮本为病理产物，但亦可成为一种继发性致病因素反过来影响肺脾肾等脏腑机能。

（3）易于蒙蔽心神　痰饮为浊物，而心神清净，故痰浊为病，随气上逆，易于蒙蔽清窍，扰乱心神，使心神活动失常，出现头晕目眩等。

（4）致病广泛，变幻多端　痰饮停滞内至五脏六腑，外达四肢百骸、肌肤腠理，由于致病面广，发病部位不一，且又易于兼邪致病，故病证繁多，症状复杂，"百病多有痰作祟"。

二、瘀血

> 瘀血产物成病因，五大成因要记清，
> 血出气滞和体虚，血热血寒致血瘀。

体内血液停积而形成的病理产物。包括离经之血及因血液运行不畅，停滞于经脉脏腑组织内的血液。又称"死血"等。瘀血是病理产物，血瘀是状态要区分概念。

1. 瘀血的形成

与肺肝脾功能，气推动与固摄作用，脉道通畅以及寒热等内外环境因素有关。

2. 瘀血的致病特点

① 血出致瘀：外伤致脉管破碎而出血，为离经之血。

② 气滞致瘀：情志郁结，痰饮等积滞体内，阻遏脉络致瘀。

③ 因虚致瘀：气虚则运血无力，阳虚则脉道失于温通而滞涩，阴虚则脉道失于柔润而僵化，均可致瘀。

④ 血寒致瘀：血得热则行，得寒则凝，因外感寒邪或阴寒内盛，血脉挛缩，则血凝而不畅。

⑤ 血热致瘀：外感热邪，或体内阳盛化火，入舍于血，血热互结，煎灼血中津液，血液黏稠而运行不畅；或热灼脉络，迫血妄行导致出血。

三、结石

> 结石亦可病因一，饮食情志与服药，
> 体质久病皆成石，肝肾胆胃膀胱至，
> 病长轻重可不一，阻滞气机损脉络。

结石是指体内某些部位形成并停滞为病的砂石样病理产物或结块。大小不一，小者易于排出，大者难以排出而致病。

1. 结石的形成

（1）饮食不当　饮食偏嗜肥甘厚味，影响脾胃运化，蕴生湿热，内结于胆，形成胆结石；蕴结下焦，形成肾结石或膀胱结石。空腹食柿或饮用含过量矿物杂物水亦可导致结石。

（2）情志内伤　肝郁，疏泄失职，胆气不达，胆汁郁结，排泄受阻形成结石。

（3）服药不当　长期过量服用某些药物。

（4）体质差异　先天禀赋差异，代谢失常。

（5）久病损伤　慢性病变，邪久伤脏导致滞留成石。

2. 结石的致病特点

① 多发于肝肾胆胃膀胱等脏腑。

② 病程较长，病情轻重不一。

③ 阻滞气机，损伤脉络。

第七节　其他病因

其他病因亦致病，外伤诸虫药邪并，

先天因素异常禀，此是其他病因情。

其他病因包括外伤、诸虫、药邪、医过、先天因素等。

一、外伤

外伤乃是械暴伤，也含烫伤与冻伤，

虫兽与蛇叮咬伤，构成外伤致病将。

机械暴力等外力所致伤损，也包括烫伤、冻伤、虫兽蛇叮咬等意外因素形成创伤。

（1）外力损伤　机械暴力引起，可致局部青紫、肿痛、出血、筋肉撕裂、关节脱臼、骨折，重者伤及内脏，危及生命。

（2）烧烫伤　火毒为患，包括火焰、沸水、热油、蒸汽、雷电等。轻者红肿热痛成水泡；重者疮面焦化，甚至炭化。大面积烧伤者，甚至可致亡阳亡阴。

（3）冻伤　低温造成。

（4）虫兽所伤　猛兽、毒蛇、疯狗或蝎子、蜂、蚂蚁等咬伤或蜇伤。疯狗咬伤导致"狂犬病"。

二、诸虫

> 诸虫作乱病因中，蛔虫蛲虫与绦虫，
>
> 还有钩虫血吸虫，特点不同伤人共。

（1）蛔虫　又称"蚘虫""长虫"，儿童多见，因饮食不洁，摄入虫卵污染的食品而感染。寄生于肠道，并可见腹部疼痛，脐周为甚，时轻时重，或吐清涎，或夜间磨牙等。蛔入胆道，可见"蛔厥"。

（2）蛲虫　通过手指、污染食物感染。寄生于肠道，并见肛门奇痒，夜间尤甚，以致睡眠不安。

（3）绦虫　又称"白虫""寸白虫"。由于食用生的、未熟的猪牛肉而得。病见腹部隐痛、腹胀或腹泻、食欲亢进、面黄体瘦，粪便中可见节片。

（4）钩虫　又称"伏虫"，手足皮肤黏膜接触被钩虫蚴污染的粪土而感染。皮肤痒痛红肿，称"粪毒"。成虫寄生于小肠。

（5）血吸虫　又称"蛊""水蛊"，皮肤接触有血吸虫幼虫的疫水而感染。

三、药邪

药物本是救人剂，加工食用变机理，

药量炮制须注意，配伍用法要记齐，

导致中毒严重死，加重病情生他疾。

药邪是指因药物加工、使用不当引起疾病发生的一类致病因素。

1. 药邪的形成

（1）用药过量　特别是一些有毒药物，如生川乌、生草乌、马钱子、细辛、巴豆等。

（2）炮制不当　经炮制的有毒药物可减轻毒性，若炮制不当，可致中毒。

（3）配伍不当　如使用中药"十八反""十九畏"中的配伍禁忌。

（4）用法不当　如某些药物应通过先煎等方法减低毒性等。

2. 药邪的致病特点

（1）中毒　误用或过用药物导致中毒。轻者头晕心悸、恶心呕吐、腹泻舌麻，重者肌肉震颤、烦躁、黄疸、紫绀、出血、昏迷甚至死亡。

（2）加重病情，变生他病。

四、医过

医生导致医之过，言行不当处方误，
诊断治疗出差错，患者情绪受波动，
加重病情生他病。

医过也称"医源性致病因素"，指由于医生的过失而
导致病情加重或变生他疾的一类致病因素。医者言行举止
皆可致病。

1. 医过的形成

（1）言行不当　医生言语亲切，行为得体，态度和蔼
可以辅助治疗，利于患者病情缓解。若说话不注意场合，
语言粗鲁生硬，或未对病情保密，甚至举止粗鲁，行为不
端都会造成严重后果。

（2）处方草率　诊治漫不经心，草率马虎，如处方用
字，故意用别名、僻名、字迹潦草、处方难辨等可导致耽
误治疗、错发药物等。

（3）诊治失误　诊察有失，辨证失准，以致用药失
误，或手法操作不当。

2. 医过的致病特点

（1）易致情志异常波动　医生言行不当或诊治草率，
易引起患者不信任，进而情志波动、拒绝治疗、气血紊乱
而使病情更加复杂。

（2）加重病情，变生他病　医生言行不当、处方
草率、诊治失误，均可贻误治疗，加重病情而变生
他病。

五、先天因素

> 先天因素亦成病，胎弱胎毒均可令，
> 胎弱可分遗传禀，胎毒可分广狭义。

人生前已经潜伏着的可以致病的因素。包括父母遗传性病因和胎儿孕育期及分娩时所形成的病因。分为胎弱和胎毒。

（1）胎弱　也称胎怯，胎儿禀受父母的精血不足或异常，以致日后发育障碍，畸形或不良。胎弱为病，包括各类遗传性疾病和先天禀赋虚弱。

（2）胎毒　广义指妊娠早期，其母感受邪气或误用药物、误食不利于胎儿之物，导致遗毒胎儿，出生后渐渐产生某些疾病；狭义指某些传染病，在胎儿期由亲代传给子代，如梅毒等。此外近亲婚配、怀孕时精神刺激以及分娩意外均可导致相应疾病。

第七章 发 病

发病必有内外因，机理途径类型清。

发病学说，是研究疾病发生的途径、类型、机制、规律以及影响发病诸因素的基础理论。疾病，是在一定致病因素作用下，人体稳定有序的生命活动遭到破坏，出现阴阳失调、形质损伤、功能失常或心理障碍，表现出一系列临床症状和体征的生命过程。发病，是指疾病的发生，即机体处于病邪的损害和正气抗损害之间的矛盾斗争过程。若环境的影响超越了人体的适应能力，或人体自身调节功能失常，难以适应环境的剧烈或持久的变化，则会导致疾病的发生。发病学说的内容，包括疾病发生的机理、影响发病的因素、发病途径、发病类型等。

第一节 发病原理

一、发病的基本原理

正气不足为内因，邪气外侵是条件，
邪正相搏之胜负，发病与否由其定。

（一）正气不足是疾病发生的内在因素

构成人体精微物，此乃人体之正气，

抗御驱除致病邪，调节修复失常态，

维持脏腑经络调，主导发病与证型。

1. 正气的基本概念

正气是一身之气相对邪气的称谓，是指人体内具有抗病、祛邪、调节、修复等作用的一类细微物质。一身之气是构成人体和维持人体生命活动的细微物质，其在体内的运行分布，既有推动和调节人体生长发育和脏腑功能的作用，又有抗邪、驱邪、调节、修复等能力。

2. 正气的防御作用

（1）抵御外邪入侵　邪气侵入机体，正气必然会与之抗争。若正气强盛，抗邪有力，则病邪难以入侵，故不发病；或邪气已入侵，但正气盛，能及时抑制或消除邪气的致病力，亦不发病。

（2）祛除病邪　邪气侵入后，若正气强盛，可在抗争中祛除病邪。或虽发病，但邪气难以深入，病较轻浅，预后较好。

（3）修复调节能力　对邪气侵入而导致的机体阴阳失调、脏腑组织损伤、精血津液亏耗及生理机能失常，正气有自行调节、修复、补充的作用，可使疾病向愈。

（4）维持脏腑经络功能协调　正气分布到脏腑经络，则为脏腑经络之气。脏腑经络之气的运行不息，推动和调节各脏腑经络的功能，使之正常发挥，并推动和调节全身精血津液的代谢及运行输布，使之畅达而无郁滞，从而防止痰饮、瘀血、结石等病理产物以及内风、内寒、内湿、内燥、内火等内生五邪的产生。

3. 正气在发病中的作用

正虚感邪而发病、正虚生"邪"而发病、正气强弱可决定发病的证候性质。

（二）邪气是发病的重要条件

致病因素即邪气，损害形质与功能，

影响病性与类型，以及病情和病位。

1. 邪气的基本概念

泛指各种致病因素，简称为"邪"，包括存在于外界或由人体内产生的种种具有致病作用的因素。

2. 邪气的侵害作用

（1）导致生理功能失常　邪气侵入发病，可导致机体的阴阳失调，精气血津液的代谢及功能障碍，以及脏腑经络的功能失调等。

（2）造成脏腑组织的形质损害　邪气作用于人体，可对机体的皮肉筋骨、脏腑器官造成不同程度的损伤，或致精气血津液等物质的亏耗。

（3）改变体制类型　邪气侵入，还能改变个体的体质特征，进而影响其对疾病的易罹倾向。

3. 邪气在发病中的作用

（1）邪气是导致发病的原因　疾病是邪气作用于人体而引起邪正相搏的结果，没有邪气的侵袭，机体一般不会发病。

（2）影响发病的性质、类型和特点　不同的邪气作用于人体，表现出不同的发病特点，证候类型。

（3）影响病情和病位　邪气的性质，感邪的轻重，皆与发病时病情的轻重有关。一般说来，虚邪伤人，病情较重；正邪伤人，病情较轻。邪气的性质与病位有关。

（4）某些情况下邪气在发病中起主导作用　在邪气的毒力和致病力特别强，而正气虽盛但也难以抗御的情况下，邪气对疾病的发生起着决定性的作用，如疠气、高温、高压、电流、枪弹伤、虫兽伤等。

（三）邪正相搏的胜负，决定发病与不发病

邪正相搏之胜负，决定发病与不病，
正胜邪负则不病，邪胜正负定发病。

（1）决定发病与否　正气充足，驱邪外出则不发病；正虚抗邪无力，邪气得以入侵或致病邪深入则发生疾病。

（2）决定证候类型　发病后，其证候类型、病变性质、病情轻重都与正邪有关。

二、影响发病的主要因素

影响发病因素多，环境体质和精神。

（一）环境与发病

自然社会之环境，异常环境可致病，
气候失常生邪气，地域不同病情异，
工作生活环境差，社会影响人情志，
皆可诱发百病生。

（1）气候因素　四时气候的异常变化，是孳生和传播邪气、导致疾病发生的条件，故易形成季节性的多发病。

（2）地域因素　不同地域，其气候特点、水土性质、生活习俗各有所不同，均可影响人群的生理特点和疾病的发生，易致地域性的多发病和常见病。

（3）生活工作环境　生活和工作环境的不良，亦可成为疾病发生的因素而致病。

（4）社会因素　各种社会因素，均能影响人的情志活动，若不能自行调节与之适应，则可促使患病或成为某些疾病的诱发因素。

（二）体质与发病

正气盛衰体质映，影响发病有三点，

决定发病之倾向，易感病邪由其定，

体质不同证候异，发病环节重视其。

（1）决定发病倾向　体质是正气盛衰的体现，因而决定着发病的倾向。不同的体质类型，其发病具有倾向性。

（2）决定对某些病邪的易感性　不同的体质，精气阴阳盛衰有别，对某种病邪具有不同的易感性，对某些疾病具有不同的易发性。

（3）决定某些疾病发生的证候类型　感受相同的病邪，因个体体质的不同，可表现出不同的证候类型。反之，若体质相同，虽感受不同病邪，也可表现出相同的证候类型。

(三) 精神状态与发病

> 精神内守气血调，情志不舒气血乱，
>
> 突然刺激诱发病，长期刺激可生病。

精神状态能影响内环境的协调平衡，故能影响发病。突然而强烈的情志刺激可扰乱气机、伤及脏腑而致疾病突发；长期持续性的精神刺激，可引起消渴、胃脘痛、癥积等病的发生。

第二节　发病类型

> 类型按照时间记，即发徐发伏后继。
>
> 合病并病与复发，基本区别要记清。

一、感邪即发

又称为卒发、顿发。指感邪后立即发病，起病迅速之意。多见于：新感外邪较盛、情志剧变、毒物所伤、外伤等情况。

二、徐发

是指感邪后缓慢发病，又称为缓发。徐发与致病因素的种类、性质，以及体质因素等密切相关。徐发多见于内伤邪气致病，引起机体渐进性病理改变，不断累积，而逐渐出现临床症状。

三、伏而后发

是指感受邪气后，病邪在机体内潜伏一段时间，或在诱因的作用下，过时而发病。多见于外感性疾病和某些外伤。

四、继发

是指在原发疾病的基础上，继而发生新的疾病。即是说，继发病首先有原发疾病，并且所产生的新的疾病与原发病在病理上有密切联系。

五、合病与并病

合病，是指两经或两个部位以上同时受邪所出现的病证。合病多见于感邪较盛，而正气相对不足，故邪气可同时侵犯两经或两个部位。并病，是指感邪后某一部位的证候未了，又出现另一部位的病症。多见于病位传变之中，即病变部位或场所发生了相对转移。并病和合病的区别在于：合病是感受一种邪气可致多部位的侵害，出现多部位的病证；并病是指在疾病过程中病位的传变，而原始部位依然存在。

六、复发

是指疾病初愈或疾病的缓解阶段，在某些诱因的作用下，引起疾病再度发作或反复发作的一种发病形式。

（一）复发的基本特点

临床表现类似于初病，但又不完全是原有病理过程的再现，比初病的病理损害更复杂，更广泛，病情更重；复发的次数越多，静止期恢复就越不完全，预后越差，容易留下后遗症；大多有诱因。

（二）复发的主要类型

复发类型有三种，疾病少愈即复发，
休止复发轻重替，祛邪扶正防复发。

1. 疾病少愈即复发

多见于较重的外感性疾病的恢复期，临床中如湿温、温热、温毒性疾病，在恢复期若调养不当，容易导致复发。

2. 休止与复发交替

皆因初次患病时，虽经治疗，症状体征均已消除，但有宿根留于体内，在诱因的作用下导致复发。如休息痢、癫痫、结石所致疾病，休止期如常人，可在各种诱因作用下而发作。

3. 急性发作与慢性缓解交替

急性发作时症状较重，慢性缓解时症状较轻，由正邪斗争的态势所决定。如哮喘、臌胀病、胸痹心痛、慢性肾病等。

（三）复发的诱因

复发诱因有五点，重感食劳药情志。

（1）重感致复　由于疾病初愈，邪气未尽，病理过程未完全结束，机体抵御外邪侵袭的能力下降，是重新感邪以致疾病复发的根据。

（2）食复　因饮食不和而致反复者。

（3）劳复　若形神过劳，或早犯房事而致复病者，称
为劳复。无论外感性疾病或内伤性疾病均可发生。

（4）药复　病后滥施补剂，或药物调理失当，而致反
复者。

（5）情志致复　由于过激的情志变化，能直接损伤人
体内脏，导致气机紊乱，气血运行失常，使原阴阳自和过
程逆转，致疾病复发。

第八章 病　机

病机即为病机理，正邪阴阳气血津。
中心五脏藏象论，整体观念辨分明。

　　病机，即疾病发生、发展和变化的机理。病机学说，是研究疾病发生、发展和变化的机理并揭示其规律的基础理论，内容包括疾病发生的机理、病变的机理和疾病传变的机理。本章主要讨论病变机理中的基本病机和疾病传变机理。病变机理是阐明疾病发生后病理变化的本质，而疾病传变机理是阐明疾病发生后病理变化，而疾病传变机理是阐明疾病发生、发展和结局这一过程的演变规律和本质，前者重点在不同阶段的病理变化，而后者重点在研究这些不同阶段病理变化的联系规律，两者是不能割裂的。疾病的过程极其复杂，牵涉局部和全身的各个层次，对病机的研究也可以从不同的层面和角度进行，从而形成多层次的病机理论。其层次依次为基本病机、系统病机、基本规律、基本病机、证候病机、症状病机。从总体来说，离不开正邪斗争、阴阳失调、气血津液失常，以及脏腑功能紊乱等病机变化的一般规律。中医的病机学说，以五脏为中心的藏象理论，通过脏腑表里关系，经络沟通联系，将局部病变和全身状态联系起来，探讨疾病的发展传变规律，形成了立足于整体的病理观。

第一节 基本病机

基本病机记分明，一般规律与反应，

脏腑不和生"五邪"，正邪阴阳气血津。

基本病机，指机体对于致病因素侵袭或影响所产生的基本病理反应，是病机变化的一般规律。也是其他系统疾病和病证形成的病理基础。其主要内容有邪正盛衰，阴阳失调，气血失常，津液代谢失调和内生"五邪"。

一、邪正盛衰

邪正谨记实与虚，关系发展与转归，

实则邪盛正不虚，虚为正虚邪已衰，

虚实夹杂或转化，真假临证需细心，

正气盛衰邪留去，发展转归各有因。

邪正盛衰，是指在疾病的发展过程中，机体的机能活动和抗病能力奋起与致病邪气进行斗争所发生的或盛或衰的病理变化。正邪双方不断斗争的态势和结果，不仅关系着病证的虚实状态，而且直接影响着病势的发展与转归，同时也决定病证的虚实变化。从一定意义上说，疾病过程就是邪正斗争及其盛衰变化的过程。

1. 虚实病机

邪盛正未衰，积极与邪争，

病理较剧烈，此乃实证征。

正气已虚损，无力与邪争，

病理不剧烈，此乃虚证象。

① 实，指邪气盛，是以邪气亢盛为矛盾主要方面的一种病理状态。即邪气的致病力强盛，而正气的抗病能力未衰，能积极与邪抗争，故正邪相搏，斗争激烈，反应明显，临床上出现一系列病理性反应比较剧烈的、有余的病证，故称实证。多见于外感六淫和疠气致病的初期和中期，或由于湿、痰、水饮、食积、气滞、瘀血等引起的内伤病证。亦多见于体质比较壮实的患者。

② 虚，指正气不足，是以正气虚损为矛盾主要方面的一种病理状态。即机体的正气虚弱，防御能力和调节能力低下，对于致病邪气的斗争无力，而邪气已退或不明显，故难以出现邪正斗争剧烈的病理反应，临床上表现为一系列虚弱、衰退不足的证候，称为虚证。多见于素体虚弱，精气不充；或外感病后期，以及各种慢性疾病日久，耗伤人体的精血津液，正气化生无源；或因暴病吐利、大汗、亡血等使正气随津血而脱失，以致正气虚弱，阴阳偏衰。

2. 虚实变化

虚实变化有三种，错杂转化与真假，

邪盛正虚生错杂，虚中夹实实夹虚，

虚证实证可转化，虚实真假要辨清，

真实假虚有羸状，真虚假实有盛候。

邪正的消长盛衰，不仅可以产生比较单纯的虚或实的病理变化，而且在某些病程较长、病情复杂的疾病中，还会出现虚实之间的多种变化，主要有虚实错杂，虚实转化及虚实真假。

（1）虚实错杂　是指在疾病过程中，邪盛和正虚同时存在的病理状态。邪盛正伤，或疾病失治、误治，以致病邪久留，损伤人体正气；或因虚体受邪，正气无力驱邪外出；或本已正虚，又兼内生水湿、痰饮、瘀血等病理产物凝结阻滞，都可形成正虚邪实的虚实错杂病变。又分为虚中夹实和实中夹虚两种情况。①虚中夹实：是指病理变化以正虚为主，又兼有实邪为患的病理状态。如临床上的脾虚湿滞证，由于脾气不足，运化无权，而致湿邪内生，阻滞中焦。②实中夹虚：指病理变化以邪实为主，又兼有正气虚损的病理状态。如在外感热病发展过程中，由于热邪伤阴耗津，可形成邪热炽盛，阴气津液两伤的病证。如果按照病位来分的话，又有表里、上下等虚实不同的错杂证候，如表实里虚、里实表虚、上实下虚、下实上虚等。

（2）虚实转化　指在疾病过程中，由于邪气伤正，或正虚而邪气积聚，发生病机性质由实转虚或因虚致实的变化。

（3）虚实真假　指在某些特殊情况下，疾病的临床表现可见与其病机的虚实本质不符的假象，主要有真实假虚和真虚假实两种情况。①真实假虚：是指病机的本质为"实"，但表现出"虚"的临床假象。一般是由于邪气亢盛，结聚体内，阻滞经络，气血不能外达所致，故真实假虚又称为"大实有羸状"。②真虚假实：是指病机的本质为"虚"，但表现出"实"的临床症状。一般是由于正气虚弱，脏腑经络之气不足，推动、激发功能减退所致，故真虚假实又称为"至虚有盛候"。

二、阴阳失调

阴阳失调有五种，盛衰互损格拒亡。

阴阳失调，是阴阳之间失去平衡协调的简称，是指在疾病的发生发展过程中，由于各种致病因素的影响，导致机体的阴阳双方失去相对的平衡协调而出现的阴阳偏盛、偏衰、互损、格拒、亡失等一系列病理变化。阴阳失调是疾病的基本病机之一，临床上主要用阴阳二气的对立制约和互根互用关系来阐释寒热病证及动静失常病证的病变机制。一般来说，邪正盛衰是虚实病证的机理，阴阳失调是寒热病证及动静失常病证的病机，二者在阐释疾病的发生发展及转归机理时，是联合应用、互为羽翼的。

（一）阴阳偏胜

阳偏胜实热证，热动燥为其征，
阴偏胜实寒证，寒静湿是要点。

阴阳偏胜是指人体阴阳二气中某一方的病理性亢盛状态，属"邪气盛则实"的实性病机。病邪侵入人体，正气奋起抵抗，形成邪正相搏，邪气可分为阴邪和阳邪，正气也可以分为阴气和阳气。阳邪侵入人体，机体阴气与之相搏，邪胜则病成，形成阳偏盛，即"阴不胜其阳"。阴邪侵入人体，机体阳气与之相搏，邪胜则病成，形成阴偏盛，即"阳不胜其阴"。机体的精气血津液代谢失常，"邪"自内生，亦可出现阴阳二气的偏胜而表现为里寒或内热的病理变化。阴阳是相互制约的，一方偏盛必然制约另一方而使之虚衰。阳偏盛伤阴可引起阳盛兼阴虚，进而发展为阴虚的变化。阴偏盛伤阳可引起阴盛兼阳虚，进而发展为阳虚的变化。

（1）阳偏胜　即是阳盛，是指机体在疾病过程中出现的一种阳气病理性偏盛，功能亢奋，机体反应性增强，热量过剩的病理状态。一般来说，其病机特点多表现为阳盛而阴未虚的实热证。

（2）阴偏胜　即是阴盛，是指机体在疾病过程中出现的一种阴气病理性偏盛，功能抑制，热量损耗过多的病理状态。一般来说，其病机特点多表现为阴盛而阳未虚的实寒证。

（二）阴阳偏衰

> 阳偏衰是虚寒证，畏寒肢冷面㿠白，
> 精神不振喜蜷卧，脘腹冷痛甚下利，
> 舌淡脉迟或微细。阴偏衰是虚热证，
> 五心烦热面颊红，形体消瘦口咽干，
> 骨蒸潮热兼盗汗，舌红少苔脉细数。

是指人体阴阳二气中某一方虚衰不足的病理状态，属"精气夺则虚"的虚性病机。机体的正气，依据其不同功能，可分为阴阳二气。生理状态下，阴阳二气之间存在着相互制约的关系，维持着相对平衡协调的状态。如果由于某种原因，出现阴气或阳气的某一方减少或功能减退时，则不能制约对方而引起对方的相对亢盛，形成"阳虚则阴盛""阳虚则寒"（虚寒），"阴虚则阳盛""阴虚则热"（虚热）的病理变化。

（1）阳偏衰　即是阳虚，是指机体阳气虚损，温煦、推动、兴奋等作用减退，出现功能减退或衰弱，代谢减退，产热不足的病理状态。一般来说，其病机特点多表现为机体阳气不足，阳不制阴，阴气相对偏亢的虚寒证。

（2）阴偏衰　即是阴虚，是指机体阴气不足，凉润、宁静、抑制等作用减退，出现机能虚性亢盛，代谢相对增快，产热相对增多的病理状态。一般来说，其病机特点多表现为机体阴气不足，阴不制阳，阳气相对偏亢的虚热证。

（三）阴阳互损

是指在阴或阳任何一方虚损的前提下，病变发展影响及相对的一方，形成阴阳两虚的病机。在阴虚的基础上，继而导致阳虚，称为阴损及阳；在阳虚的基础上，继而导致阴虚，称为阳损及阴。阴阳双方之间本来存在着相互依存、相互资生、互为化源、相互为用的关系，一方亏虚或功能减退，不能资助另一方或促进另一方的化生，必然导致另一方的虚衰或功能减退。阴阳互损是阴阳的互根互用关系失调而出现的病理变化。

（1）阴损及阳　是指由于阴气亏损，累及阳气生化不足，从而在阴虚的基础上又导致了阳虚，形成了以阴虚为主的阴阳两虚病理状态。

（2）阳损及阴　是指由于阳气亏损，无阳则阴无以为生，从而在阳虚的基础上又导致了阴虚，形成了以阳虚为主的阴阳两虚病理状态。

（四）阴阳格拒

真寒假热称格阳，红热渴大为假热，

白冷萎蜷是真寒。真热假寒为格阴，

逆冷沉伏假寒象，燥热红数真热现。

阴阳格拒是在阴阳偏盛基础上由于双方相互排斥而出现寒热真假病的一类病机，包括阴盛格阳和阳盛格阴两方面。阴阳相互格拒的机理，在于阴阳双方的对立排斥，即阴或阳一方偏盛至极，壅遏于内，将另一方排斥格拒于外，迫使阴阳之间不相维系，从而出现真寒假热或真热假寒的复杂病变。

（1）阴盛格阳（包括戴阳）　又称"格阳"。系指阴寒之邪偏盛至极，壅盛于内，逼迫阳气浮越于外，使阴阳之气不相顺接，相互格拒的一种病理状态，又称真寒假热证。面色苍白、四肢逆冷、精神萎靡、畏寒蜷卧、脉微欲绝为真寒；面红、烦热、口渴、脉大无根为假热。

（2）阳盛格阴　又称"格阴"。系指邪热过盛，深伏于里，阳气被遏，郁闭于内，不能外透布达于肢体，形成阴阳格拒、排斥，而格阴于外的一种病理状态。又称真热假寒证，壮热、面红、气粗、烦躁、舌红、脉数大有力为真热；四肢逆冷、脉象沉伏为假寒之象。

（五）阴阳亡失

> 阴阳亡失病危候，大汗淋漓心悸喘，
> 面色苍白肢逆冷，畏寒蜷卧神萎靡，
> 脉微欲绝亡阳象。手足虽温大汗出，
> 烦躁不安心悸喘，体倦无力脉数疾，
> 此乃亡阴之危候。

是指机体的阴液或阳气突然大量的亡失，导致生命垂危的一种病理状态。包括亡阳和亡阴两类。

（1）亡阳　是指机体的阳气突然大量的亡失或消耗，导致生命垂危的一种病理状态。一般地说，亡阳多由邪气太盛，正不敌邪，阳气突然脱失所致；也可因汗出过多，吐泻无度，津液过耗，气随津脱，阳气外泄；或由于素体阳虚，劳伤过度，阳气消耗过多所致；亦可因慢性疾病，长期大量耗散阳气，终至阳气亏损殆尽，而出现亡阳。多见大汗淋漓、心悸气喘、面色苍白、四肢逆冷、畏寒蜷卧、精神萎靡、脉微欲绝等危重征象。

（2）亡阴　是指机体的阴液突然大量的亡失或消耗，导致生命垂危的一种病理状态。一般地说，亡阴多由于热邪炽盛，或邪热久留，大量煎灼津液，或逼迫津液大量外泄而为汗，以致阴气随之大量消耗而突然脱失。也可以由于大量耗损津液和阴气，日久可致亡阴者。多见手足虽温而大汗不止、烦躁不安、心悸气喘、体倦无力、脉数疾躁动等危重征象。

三、精气血的失常

精气血的失常是指精、气与血的亏损不足和各自的生理功能异常，以及气血互根互用功能失调等病理变化。精、气和血，是构成人体的基本物质，也是人体各种生理活动的物质基础。如果人体的精气血失常，必然会影响机体的各种生理功能，而导致疾病的发生。精、气和血又是脏腑功能活动的产物，因此脏腑发生病变，也会引起精气血的病理变化。所以精气血失常的病机，同邪正盛衰、阴阳失调一样，是分析研究各种临床疾病病机的基础。

（一）精的失常

精分先天与水谷，失常分为虚与瘀，
肾精亏虚发育迟，不孕不育或滑遗，
耳鸣健忘精神萎，未老先衰体多病，
水谷精虚面无华，肌瘦眩晕肢体倦，
排泄障碍为精瘀，精道疼痛睾腹坠。

主要包括精虚和精瘀失常两方面。

（1）精虚 精，包括先天之精、水谷之精及二者合化的生殖之精和分藏于脏腑的脏腑之精。先天之精和水谷之精是人体之精的来源。肾精虽为脏腑之精之一，但因其藏先天之精，并受后天水谷之精的充养，故为生殖之精和各脏腑之精的根本。因此，精虚主要是指肾精（主要为先天之精）和水谷之精不足，及其功能低下所产生的病理变化。肾精不足表现为生长发育不良、女子不孕、男子精少不育或遗滑过多、精神萎顿、耳鸣健忘，以及体弱多病、未老先衰。水谷之精不足，可以出现面黄无华、肌肉消瘦、头晕目眩、疲乏无力等虚弱状态。

（2）精瘀　指男子精滞精道，排精障碍而言。由于房劳过度，忍精不泄，少年手淫，或肾气虚推动无力，或肝气郁结而疏泄失职等原因均可造成。精瘀的主要临床表现是排精不畅或排精不能，可伴精道疼痛、睾丸小腹重坠、精索小核硬结如串珠、腰痛、头晕等症状。治疗则应审因论治，或补气，或疏肝，或治血化瘀，或祛痰利湿。

（二）气的失常

> 气的失常有六类，气虚滞陷逆闭脱，
> 功能低下为气虚，郁滞不通为气滞，
> 上升太过为气逆，下降太过为气陷，
> 闭阻不出为气闭，大量亡失为气脱。

主要包括两个方面：一是气的生化不足或耗损过多，形成气虚的病理状态；二是气的某些功能减退及气的运动失常，出现气滞、气逆、气陷、气闭或气脱等气机失调的病理变化。

（1）气虚　指一身之气不足及其功能低下的病理状态。形成气虚的原因主要由于先天禀赋不足，后天失养，或肺脾肾的功能失调而致气的生成不足。也可因劳倦内伤，久病不复等，使气过多消耗而致。由于元气主要由先天之精所化，是人体最根本、最重要的气，是生命活动的原动力。故元气亏虚可引起全身性气虚，而无论何种气虚都将导致元气亏虚，特别在老人和小儿表现得最为明显。

（2）气机失调 是指气的升降出入运动失常，包括气滞，气逆，气陷，气闭，气脱等病理变化。升降出入，是气的基本运动形式。气的升降出入运动，推动和调节着脏腑经络的功能活动和精气血津液的贮藏、运行、输布和代谢，维系着功体各种生理功能的协调。气的升降出入失常，则能影响脏腑经络及精气血津液等各种功能的协调平衡，病变涉及脏腑经络、形体官窍等各个方面。一般地说，气机失调可概括为气滞、气逆、气陷、气闭和气脱等几种情况。

① 气滞：是指机体局部气的运行不畅、阻滞不通的疾病状态。气滞主要由于情志抑郁，或痰湿、食积、热郁、瘀血等的阻滞，影响到气的流通；或因脏腑功能失调，如肝气失于疏泄、大肠失于传导等，皆可形成局部的气机不畅或郁滞，从而导致某些脏腑、经络的功能障碍。气滞一般属于邪实为患，但亦有因气虚推动无力而滞者。

② 气逆：是指气的升之太过或降之不及，以脏腑之气上逆为特征的病理状态。多由于情志所伤，或由于饮食不当，或因外邪侵犯，或因痰浊壅滞所致，亦有因虚而气机上逆者。与肺、胃、肝功能失调密切相关。一般地说，气逆于上，以实为主，但也有因虚而气虚者。

③ 气陷：指气的升清不足，或气的下降太过，以气虚无力升举而下陷为主要特征的病理状态。气陷多由气虚病变发展而来，尤与脾气的关系最为密切。若素体虚弱，或久病耗伤，致脾气虚损，清阳不升，或中气下陷，从而形成气虚下陷的病变。分为"上气不足"和"中气下陷"。

④ 气闭：即气机闭阻，外出严重障碍，以致清窍闭塞，出现昏厥的病理状态。多由情志刺激，或外邪、痰浊等闭塞气机，使气不外出而闭塞清窍所致。

⑤ 气脱：气失内守，大量散脱于外，从而导致生命机能突然衰竭的病理状态，多属危重病证。气脱多由于正不敌邪，或慢性疾病，正气长期消耗而衰竭，以致气不内守而外脱；或因大出血、大汗等气随血脱或气随津泄而致气脱，从而出现生命机能突然衰竭的病理状态。

（三）血的失常

> 血的失常有三种，血虚血瘀与出血，
> 血量不足为血虚，运行不畅为血瘀，
> 逸出脉外为出血。

血的失常一是因血液的生化不足或耗损过多，致血的濡养功能减弱而引起的血虚；二是血液循环运行失常而出现的血瘀、出血等病理变化。

（1）血虚　是指血液不足，或血的濡养功能减退的病理状态。失血过多，新血不能生成补充；或因旧病不愈。慢性消耗等因素而致营血暗耗等，均可导致血虚。脾胃为气血生化之源；肾主骨生髓，输精于肝，皆可化生血液，故血虚的成因与脾、胃、肾的关系较为密切。

（2）血运失常　病理变化主要有血瘀和出血。

① 血瘀：是指血液循环迟缓，流行不畅，甚则血液瘀结停滞成积的病理状态。血瘀主要表现为血液运行郁滞不畅，或形成瘀积，可以为全身性病变，亦可瘀阻于脏

腑、经络、形体、官窍的某一局部，从而产生不同的临床表现。

② 出血：指血液溢出血脉的病理状态。溢出血脉的血液，称为离经之血。若此离经之血不能及时消散或排出，蓄积于体内，则称为瘀血。瘀血停积于体内，又可引起多种病理变化。若导致大量出血，可致气随血脱而引起全身功能衰竭。导致出血的病机，主要有血热、气虚、外伤及瘀血内阻等。

（四）精气血关系失调

精气互化，精血同源，气为血帅，血为气母，精、气、血三者，在生理上密切相关，在病理上则相互影响。

（1）精与气血关系的失调

　　气滞精瘀精气虚，血瘀精阻精血虚。

① 精气两虚：精化气和气聚精功能的失调。由于精可化气，气聚为精，精气并虚或精伤及气、气伤及精，都可见其证候。

② 精血不足：精血相生功能的失调。多种疾病伤及肝肾，或肝病及肾、肾病及肝皆可形成肝肾精血不足的病机。

③ 气滞精瘀与血瘀精阻：气滞失调，疏泄失司或瘀血内阻，皆可致精道瘀闭而形成其病机变化。

（2）气血关系的失调

　　气血关系之失调，气滞气虚致血瘀，

三者相互为果因；气不摄血血逸出，
气随血脱危重候，气血两虚体失养。

① 气滞血瘀：是指因气的运行郁滞不畅，导致血液运行障碍，出现血瘀的病理状态。多因情志内伤，抑郁不遂，气机郁滞，而致血瘀。气滞可导致血瘀，血瘀必兼气滞。

② 气虚血瘀：是指因气对血的推动无力而致血行不畅，甚至瘀阻不行的病理状态。多见于心气不足，运血无力而致。气虚、气滞可与血瘀并存，三者相互影响。

③ 气不摄血：是指由于气虚不足，统摄血液的生理功能减弱，血不循经，溢出脉外，而致各种出血的病理状态。

④ 气随血脱：是指大量出血同时或之后，气也随着血液的流失而急剧散脱，从而形成气血并脱的危重病理状态。较常见的有外伤失血、呕血和便血，或妇女崩漏，产后大出血等。

⑤ 气血两虚：即气虚功能减退与血虚组织器官失养同时存在的病理状态。多因久病消耗，气血两伤所致；或先有失血，气随血耗；或先因气虚，血化障碍而日渐衰少，从而形成气血两虚。

四、津液代谢失常

津液失常因有二，转输障碍与不足，
或因气血虚停阻，或有津脱气血亡。

津液的代谢，是津液不断生成、输布和排泄的过程。津液的正常代谢，是维持体内津液生成、输布和排泄之间相对恒定的基本条件。全身或某一环节津液代谢发生异常，从而导致津液的生成，输布或排泄发生紊乱或障碍等病理变化。

1. 津液不足

津液在数量上的耗伤，进而导致脏腑、皮毛、孔窍失其濡润滋养，从而产生一系列干燥失润的病理状态。导致津液不足的原因主要有三方面：一是热邪伤津或邪热内生；二是丢失过多；三是生成不足。另外，慢性疾病耗伤阴液，亦可导致津液亏耗。

2. 津液的输布与排泄障碍

津液的输布障碍，是指津液得不到正常的传输和布散，导致津液在体内环流迟缓，或在体内某一局部发生滞留。津液的排泄障碍，主要是指津液转化为汗液和尿液的功能减退，而致水液贮留体内，外溢于肌肤而为水肿。

（1）湿浊困阻　多由脾气虚衰，运化功能减退，津液不能转输布散，聚为湿浊。

（2）痰饮凝聚　多由脾、肺等脏腑功能失调，津液停而为饮，饮凝成痰。痰随气升降，无处不到，病及脏腑经络。滞留于机体的不同部位而有多种的病理变化和多变的临床表现。

（3）水液贮留　多由肺、脾、肾等脏腑功能失调，气不行津，津液代谢障碍，贮留于肌肤或体内，发为水肿或腹水。

3. 津液与气血关系失调

津液的生成、输布和排泄，依赖于脏腑的气化和气的升降出入，而气的循行也以津液为载体，通达上下内外，遍布于全身。津液与血液相互化生，津液的充足，是保持血脉充盈、运行通畅的条件，而血液的充沛和畅行，也是津液充盛和流行的条件。因此，津液与气血的功能协调，乃是保证人体生理活动正常的重要方面。一旦津液与气、血失去协调的关系，则可出现下述症状。

（1）水停气阻　指津液代谢障碍，水湿痰饮停留，导致气机阻滞的病理状态。因水湿痰饮皆有形之邪，易阻碍气的运行，其临床表现因水液停蓄的部位不同而异。

（2）气随液脱　主要指津液大量丢失，气失其依附而随津液外泄，从而导致暴脱亡失的病理状态。多由高热伤津，或大汗伤津，或严重吐泻耗伤津液等所致。

（3）津枯血燥　主要指津液亏乏，甚则枯竭，从而导致血燥虚热内生，或血燥生风的病理状态。

（4）津亏血瘀　主要指津液亏损，血液循环瘀滞不畅的病理状态。津液充足是保持血脉充盈，血行通畅的主要条件。

（5）血瘀水停　因血脉瘀阻导致津液输布障碍而水液停聚的病理状态。

五、内生"五邪"

脏腑不调生五邪，风燥火热与寒湿，

风气内动为内风，肝阳热极阴血虚，

寒从中生为内寒，阳气虚弱阴寒胜，

湿浊内生为内湿，脾失运化是主因，

津伤化燥称内燥，肺胃大肠为多见，

火热内生称内火，阳亢邪郁五志火，

还有阴虚致火旺，内生五邪需明辨。

在疾病发展过程中，由于脏腑经络及精气血津液的功能失常而产生的化风、化寒、化湿、化燥、化火的病理状态。内生"五邪"与外感六淫有一定区别：内生"五邪"由脏腑及精气血津液功能失常而产生，属内伤病的病机；外感六淫由自然界的气候变化而产生，属于外感病的病因。内生"五邪"所反映的病证，多为里证、虚证或虚实夹杂证；外感六淫邪气所致的病证，多为表证、实证。

（1）风气内动　即为"内风"。是指疾病发展过程中，主要由于体内阳气亢逆变动所致；因为阳盛，或阴虚不能制阳，阳升无制，出现一系列类似风动的病理状态。主要病机有肝阳化风、热极生风、阴虚风动、血虚生风等。

（2）寒从中生　即为"内寒"。是指机体阳气虚衰，温煦气化功能减退，虚寒内生，或阴寒之气弥漫的病理状态。因先天禀赋不足，阳气素虚，或久病伤阳，或外感寒邪，过食生冷，损失阳气，以致阳气虚衰，不能制阴祛寒，故阴寒内盛。

① 湿浊内生：即为"内湿"。是指脾气的运化水液功能障碍而引起湿浊蓄积停滞的病理状态。由于内生之湿多因脾虚，故又称为脾虚生湿。又由于脾阳有赖于肾阳的温煦，故肾阳虚衰时必要损及脾阳。

② 津伤化燥：即为"内燥"。是指机体津液不足，人体各组织器官和孔窍失其濡润而出现干燥枯涩的病理状态。因久病伤津耗液，或大汗、大吐、大下，或亡血失精导致津液亏少，以及热性病过程中的热盛伤津等所致。

③ 火热内生：即为"内火"或"内热"。由于阳盛有余，或阴虚阳亢，或由于气血郁滞，或五志过极化火，或由于病邪郁结而产生的火热内扰，功能亢奋的病理状态。其病机主要有阳气过盛化火，邪郁化火，五志过极化火和阴虚火旺等方面。

第二节　疾病传变

一、疾病传变的形式

疾病传变分为病位的转移和病性的变化。

（一）病位传变

> 病位传变有三种，表里外感内伤病，
> 里病表病互出入，卫气营血三(焦)六(经)传，
> 脏腑之间互传变。

病位，即疾病所在的部位。人是一个有机的整体，机体的表里之间、内脏之间均有经络相互沟通联络，气血津液循环贯通。因此某一部位的病变，可以向其他部位波及扩展，从而引起该部位发生病变，这就是病位的传变。常见的病位传变包括表里之间与内脏之间的传变，而外感病

和内伤病的传变又各有特点。

（1）表里出入　表与里，是一个相对的概念，所指的病变部位并不是固定的。表里是区别病位内外和病势深浅的纲领。

① 表病入里：即表邪入里。指外邪侵袭人体，首先停留于机体的肌肤卫表层次，而后内传入里，病及脏腑的病理传变过程，常见于外感疾病的初期或中期，是疾病向纵深发展的反应。多由于机体正气受损，抗病能力减退，正气不能制止病邪的致病作用，病邪得以向里发展，或由邪气过盛，或因失治、误治等因素，以致表邪不解，迅速传变入里而成。

② 里病出表：是指病邪原本位于脏腑等在里层次，而后由于正邪斗争，病邪由里透达于外的病理传变过程。在里的病邪之所以能够出表，主要取决于人体正气的抗病和驱邪能力，若正能胜邪，祛邪外出，则病由里出表，反之则正气内溃，病邪继续内陷深入，则里病难有达外之可能。所以里病出表，多反应邪有出路，病势亦有好转或向愈的迹象，故其病机发展为顺。反之，病邪内陷，正气日衰，病势恶化，则病机发展为逆。

（2）外感病传变　一般而论，外感病发于表，发展变化过程是自表入里、由浅及深的传变。故外感病基本是表里传变，但内传入里后，亦见脏腑之间的传变。不同的外感病，其病位传变的形式又有所不同。

① 六经传变：六经传变是疾病的病位在六经之间相对转移，实际上是对伤寒热病六个不同发展阶段的病变规律和本质的概括。经脉是运行气血的通路，把人体各部的

组织器官联结成一个有机的整体，因而也成为病邪传播转移的通路和病理变化反应的部位。特别是十二正经，使经络系统的主干、核心部分，也成为外感病传变的重要途径。六经由表入里传变的基本形式是由阳入阴，说明阳气由盛而衰，疾病由轻到重的发展过程。

② 三焦传变：是指病变部位循上、中、下三焦而发生转移变化。温病的三焦传变，是对温热病三个不同阶段的病变规律和本质的阐释，由部位三焦的概念延伸而来。三焦传变是温病的主要传变形式。

③ 卫气营血传变：是指温热病过程中，病变部位在卫、气、营、血四个阶段的传移变化。卫分是温病的初期阶段，病位在肺卫；气分为温病的中期，病位在胃、肠、脾及肺、胆；营分是温病的严重阶段，病位在心包及心；血分属温病的晚期，病位在肝、肾及心。

（3）内伤病传变　内伤病是内脏遭到某些病因损伤所导致的一类疾病。因此，内伤病的基本病位在脏腑。

① 脏与脏传变：即指病机传变发生于五脏之间，这是内伤病最主要的病位传变形式。五脏之间通过经络相互联系，在生理功能上密切相关而又协调平衡，在经气血津液的生化、贮藏、运行、输布等方面存在相互依存、相互为用又相互制约的关系。

② 脏与腑传变：是指病位传变发生于脏与腑之间，或脏病及腑，或腑病及脏。其具体传变形式则是按脏腑之间表里关系而传。

③ 腑与腑传变：即是指病变部位在六腑之间发生转移变化。六腑生理功能各有不同，但都参与饮食物的受

纳、消化、传导和排泄，以及水液的输送与排泄，并始终维持着虚实更替的动态变化。若其中某一腑发生病变，则势必影响及另一腑，导致其功能失常。

④ 形脏内外传变：包括病邪通过形体而内传相关之脏腑，及脏腑病变影响机体。

（二）病性转化

病性转化分两类，寒热虚实互转化，

寒热转化看阴阳，虚实转化参邪正。

（1）寒热转化 由寒化热或由热化寒的病理变化。伴随着阴阳的消长和转化，以及邪正盛衰的变化。

① 由寒化热：指疾病的性质本来属寒，继而又转变成热性的病理过程。主要有两种形式：一是实寒证转为实热证，以寒邪化热入里为常见。二是虚寒证转化为虚热证，基于"阳损及阴"的道理。

② 由热化寒：指疾病的性质本来属热，继而又转变成寒性的病理过程。主要有三种形式：一是实热证转为虚寒证，一般因伤阳所致；二是实热证转化为实寒证；三是虚热证转化为虚寒证，基于"阴损及阳"的道理。

（2）虚实转化 决定邪正的盛衰。当正邪双方处于不断的斗争和消长之中，当正邪双方力量对比发生变化，并达到主要与次要矛盾方面互易其主次位置的程度时，或由实转虚或因虚致实。

① 由实转虚：指疾病或病证本来是以邪气盛为矛盾主要方面的实性病变，继而转化为以正气虚损为矛盾主要

方面的虚性病变的过程。

② 由虚转实：指疾病或病证本来是以正气虚为矛盾主要方面的虚性病变，继而转化为邪气盛较突出的病变过程。

二、影响疾病传变的因素

> 影响传变因素多，体质病邪地域候，
> 情志饮食与劳逸。

（1）体质因素　体质主要从两方面对疾病的传变发生作用。一是在较大程度上影响正气之强弱，从而影响发病与传变的迟速；二是在邪正相争过程中，对病邪的"从化"具有重要的决定作用。

（2）病邪因素　在传变的迟速以及病位、病性的传变方面都受到邪气的影响。

（3）地域因素和气候因素　一般来说，地域因素的长期作用，形成不同地理环境人群的体质特征和疾病谱的差异，同时亦影响疾病的传变。时令气候对疾病的影响颇大，其中包括疾病传变的影响。

（4）生活因素　主要包括情志、饮食、劳逸等，主要是通过对正气发生作用而影响疾病的传变过程。概而言之，良好的心情，合理的饮食，劳逸得当使疾病趋向好转康复。相反，恶劣的心情，饮食不当以及劳逸失度则使疾病发展恶化。

第九章　防治原则

　　未病先防防发病，既病防变防传变，
　　正反标本为治则，扶正祛邪调阴阳，
　　调理精气血津液，三因制宜特色存。

第一节　预　防

　　预防就是采取一定的措施，防止疾病的发生与发展。中医学历来注重预防，早在《内经》中就提出了"治未病"的预防思想。养生，古称"摄生""道生""保生"，即调摄保养自身生命的意思。预防的内容包括未病先防和既病防变。

一、未病先防

　　未病先防要重视，增强正气是关键，
　　顺应自然养性情，锻炼体魄保肾精，
　　饮食调养针推药，还要防止病邪侵，
　　药物预防避邪气，综合运用增正气。

　　在未病之前，采取各种措施，做好预防工作，以防止疾病的发生。应从增强人体正气和防止病邪侵害两方面入手。

1. 增强人体正气

（1）顺应自然　是使各种生理活动与自然界的节律相应而协调有序，保持健康，增强正气，避免邪气的侵害，从而预防疾病的发生。

（2）养性调神　七情太过，不仅可直接伤及脏腑，引起气机紊乱而发病，也可损伤人体正气，使人体的自我调节能力减退。心的生理功能是喜宁静，心静则神安，神安则体内真气和顺，就不会生病。

（3）护肾保精　中医历来强调肾精对人体生命活动的重要性，因精能化气，气能生神，神能御气、御形，故精是形气神的基础。强调护肾保精即是说性生活要有节制，不可纵欲无度以耗竭其精。

（4）体魄锻炼　中医认为锻炼形体可以促进气血流畅，使人体肌肉筋骨强健，脏腑功能旺盛，并可借形动以济神静，从而使身体健康，益寿延年，同时也能预防疾病。

（5）调摄饮食　注意饮食宜忌及药膳保健。

① 饮食宜忌：提倡饮食定时定量，不可过饥过饱；注意饮食卫生，不吃不洁、腐败变质的食物或自死、疫死的家畜，防止得肠胃疾病、寄生虫病或食物中毒；克服饮食偏嗜，食性最好是寒温适宜，或据体质而调配。

② 药膳保健：药膳是在中医学理论指导下，将食物与中药，以及食物的辅料、调料等相配合，通过加工调制而成的膳食，具有防治疾病和保健强身的作用。常用中药多用药性平和的中药如：人参、枸杞子、黄芪、黄精等。

（6）针灸、推拿、药物调养　用药物、针灸、推拿的方法调整人体阴阳，从而达到健身防病益寿的目的。

2. 防止病邪侵害

（1）避其邪气　邪气是导致疾病发生的重要条件，故未病先防除了养生以增强正气，提高抗病能力之外，还要注意避免病邪的侵害。包括应顺应四时，防六淫之邪的侵害；避疫毒，防疫气之染易；注意环境，防止外伤和虫兽伤；讲卫生，防止环境、水源和食物污染等。

（2）药物预防　提前服食某些药物，可提高机体的免疫功能，能有效地防止病邪的侵袭，从而起到预防疾病的作用。这在预防疫气的流行方面尤有意义。

二、既病防变

既病防变有两点，早期诊治防传变。

在疾病发生的初始阶段，应力求做到早期诊断，早期治疗，以防止疾病的发展及传变。

（1）早期诊治　疾病初期，病位较浅，病情多轻，正气未衰，病较易治，因而传变较少。诊治越早，疗效越好，如不及时诊治，病邪就有可能步步深入，使病情愈趋复杂、深重，治疗也就愈加困难了。

（2）防止传变　是指在掌握疾病的发生发展规律及其传变途径的基础上，早期诊断与治疗以防止疾病的发展。包括阻截病传途径与先安未受邪之地两个方面。

① 阻截病传途径：邪气侵犯人体后，根据其传变规律，早期诊治，阻截其病传途径，可以防止疾病的深化和恶化。如太阳病阶段就是伤寒病早期诊治的关键。

② 先安未受邪之地：可以五行的生克乘侮规律、五脏的整体规律、经络相传规律等为指导。如《金匮要略》所云："见肝之病，知肝传脾，当先实脾"。

第二节　治　则

治则，是治疗疾病时所必须遵守的基本原则。治则与治法有别：治法是在一定治则指导下制订的针对疾病与证候的具体治疗大法、治疗方法和治疗措施。

一、正治与反治

是指所用药物性质的寒热、补泻效用与疾病的本质、现象之间的从逆关系而言。

正治有四，寒者热之，热者寒之，
虚则补之，实则泻之。
反治亦四，热因热用，寒因寒用，
塞因塞用，通因通用。

（1）正治　是指采用与疾病的证候性质相反的方药以治疗的一种治疗原则。又称"逆治"，适用于疾病的征象与其本质相一致的病证。主要包括如下方面。

① 寒者热之：是指寒性病证出现寒象，用温热方药来治疗，即以热药治寒证。

② 热者寒之：是指热性病证出现热象，用寒凉方药来治疗，即以寒药治热证。

③ 虚则补之：是指虚损性病证出现虚象，用具有补

益作用的方药来治疗，即以补益药治虚证。

④ 实则泻之：是指实性病证出现实象，用攻逐邪实的方药来治疗，即以攻邪泻实药治实证。

（2）反治　是指顺从病证的外在假象而治的一种治疗原则。又称"从治"，适用于疾病的征象与其本质不吻合的病证。究其实质，用药虽然是顺从病证的假象，却是逆反病证的本质，故仍然是在治病求本的思想指导下针对疾病的本质而进行的治疗。

① 热因热用：即以热治热，是指用热性药物来治疗具有假热征象的病证，适用于阴盛格阳的真寒假热证。

② 寒因寒用：即以寒治寒，是指用寒性药物来治疗具有假寒征象的病证，适用于阳盛格阴的真热假寒证。

③ 塞因塞用：即以补开塞，是指用补益药物来治疗具有闭塞不通症状的病证，适用于因体质虚弱、脏腑精气功能减退而出现闭塞症状的真虚假实证。

④ 通因通用：即以通治通，是指用通利药物来治疗具有通泻症状的实证，适用于因实邪内阻而出现通泻症状的真实假虚证。

二、治标与治本

> 首辨疾病标与本，方能确立缓与急，
>
> 缓则治本急治标，并重不急标本兼。

标与本是相对而言的，标本关系常用来概括说明事物的现象与本质，在中医学中常用来概括病变过程中矛盾的主次先后关系。掌握疾病的标本，就能分清主次，抓住治疗的关键，有利于从复杂的疾病矛盾中找出和处理其主要矛盾或矛盾的主要方面。在复杂多变的基本过程中，常有标本主次的不同，因而治疗上就有先后缓急之分。

（1）缓则治本　多用于在病情缓和，病势迁延，暂无急重病证的情况下。此时必须着眼于疾病本质的治疗。

（2）急则治标　病证急重时的标本取舍原则是标病急重，则当先治、急治其标。另外，在先病为本而后病为标的关系中，有时标病虽不危急，但若不先治将影响本病整个治疗方案的实施时，也当先治其标病。

（3）标本兼治　当标本并重或标本均不太急时，当标本兼治。

三、扶正与祛邪

（一）扶正祛邪的概念

扶正，即扶助正气，增强体质，提高机体的抗邪及康复能力。适用于各种虚证，即所谓"虚则补之"。祛邪，即驱除邪气，消解病邪的侵袭和损害，抑制亢奋有余的病理反应。适用于各种实证，即所谓"实则泻之"。

（二）扶正祛邪的运用

1. 单独运用

（1）扶正　适用于虚证或真虚假实证。

（2）祛邪　适用于实证或真实假虚证。

2. 同时运用

（1）扶正兼祛邪　即扶正为主，辅以祛邪。适用于以正虚为主的虚实夹杂证。

（2）祛邪兼扶正　即祛邪为主，辅以扶正。适用于以邪实为主的虚实夹杂证。

3. 先后运用

（1）先扶正后祛邪　即先补后攻。适用于正虚为主，机体不能耐受攻伐者。

（2）先祛邪后扶正　即先攻后补。适用于以下两种情况：一是邪盛为主，兼扶正反会助邪；二是正虚不甚，邪势方张，正气尚能耐攻者。

四、调整阴阳

调整阴阳视虚实，实则泻之虚补之。

阴阳失去平衡协调是疾病的基本病机，对此加以调治即为调整阴阳。调整阴阳，即指纠正疾病过程中机体阴阳的偏盛偏衰，损其有余，补其不足，恢复人体阴阳的相对平衡。

（1）损其有余　即"实则泻之"，适用于人体阴阳中任何一方偏盛有余的实证。

①泻其阳盛："阳胜则热"的实热证，宜用寒凉药物以泻其偏盛之阳热，此即"热者寒之"之意。

②损其阴盛："阴胜则寒"的实寒证，宜用温热药物以消解其偏盛之阴寒，此即"寒者热之"之意。

（2）补其不足　即"虚则补之"，适用于人体阴阳中任何一方虚损不足的虚证。

①阴阳互制之调补阴阳：当阴虚不足以制阳而致阳

气相对偏亢的虚热证时，治宜滋阴以抑阳；当阳虚不足以制阴而致阴气相对偏亢的虚寒证时，治宜扶阳以抑阴。

② 阴阳互济之调补阴阳：即根据阴阳互根的原理，补阳时适当佐以补阴药谓之阴中求阳，补阴时适当佐以补阳药谓之阳中求阴。其意是使阴阳互生互济，能不断增强疗效，同时亦能限制纯补阳或纯补阴时药物的偏性及副作用。

③ 阴阳并补：对阴阳两虚可采用阴阳并补之法治疗。

④ 回阳救阴：适用于阴阳亡失者。亡阳者，当回阳以固脱；亡阴者，当救阴以固脱。

五、调理精气血津液

1. 调精

　　调精有三，填固疏利。

①填精：填精补髓适用于肾精亏虚，此精指的是具有生殖、濡养、化气、生血、养神等功能的一般意义的精，包括先天之精和后天之精。②固精：用于滑精、遗精、早泄，甚至精泄不止的精脱之候。③疏利精气：由于阴器脉络阻塞，以致败精、浊精瘀结滞留，难以排出；或肝失疏泄，气机郁滞而致的男子不排精之候。

2. 调气

　　调气有二，补气理气。

① 补气：用于较单纯的气虚证。②调理气机：用于气机失调的病证。治疗时气滞者宜行气，气逆者宜降气，

气陷者宜补气升气,气闭者宜顺气开窍通闭,气脱者则宜益气固脱。

3. 调血

> 调血有二,补血调血。

①补血:用于单纯的血虚证。②调理血运:主要为血瘀、出血症。治疗时血瘀者宜活血化瘀,因血寒而瘀者宜温经散寒行血;出血者宜止血,根据不同病机而施以清热、补气、活血等法。

4. 调津液

> 调津液牢记两点,津液不足滋养之,
>
> 水湿痰饮祛除之。

①滋养津液:用于津液不足证。②祛除水湿痰饮:用于水湿痰饮证。其中湿盛者宜祛湿、化湿或利湿;水肿或水臌者,宜利水消肿;痰饮为患者,宜化痰逐饮。

5. 调理精气血津液的关系

(1) 调理气与血的关系

气虚生血不足,而致血虚者,宜补气为主,辅以补血,或气血双补;气虚行血无力而致血瘀者,宜补气为主,辅以活血化瘀;气滞而致血瘀者,行气为主,辅以活血化瘀;气虚不能摄血者,补气为主,辅以收涩或温经止血。

血虚不足以养气,可致气虚,宜补血为主,辅以益气;但气随血脱者,应先益气固脱以止血,待病势缓和后再进补血之品。

（2）调理气与津液的关系

气虚而致津液生化不足者，宜补气生津；气不行津而成水湿痰饮者，宜补气、行气以行津；气不摄津而致体内津液丢失者，宜补气以摄津。而津停而致气阻者，在治水湿痰饮的同时，应辅以行气导滞；气随津脱者，宜补气以固脱，辅以补津。

（3）调理气与精的关系

气滞可致精阻而排出障碍，治宜疏利精气；精亏不化气可致气虚，气虚不化精可致精亏，治宜补气填精并用。

（4）调理精血津液的关系

"精血同源"，故血虚者在补血的同时，也可填精补髓；精亏者在填精补髓的同时，也可补血。"津血同源"，病理上常有津血同病而见津血亏少或津枯血燥，治当补血养津或养血润燥。

六、三因制宜

三因治宜有特色，因时因地与因人。

①因时制宜：根据时令气候节律特点，来制定适宜的治疗原则。"时"，一是指自然界的时令气候特点；二是指年、月、日的时间变化规律。②因地制宜：根据不同的地域环境特点，来制定适宜的治疗原则。不同的地域，地势有高下，气候有寒热湿燥，水土性质各异。③因人制宜：根据病人的年龄、性别、体质等不同特点，来制定适宜的治疗原则。